science·i

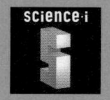

眠りと夢のメカニズム

なぜ夢を見るのか？
睡眠中に脳が育つのか？

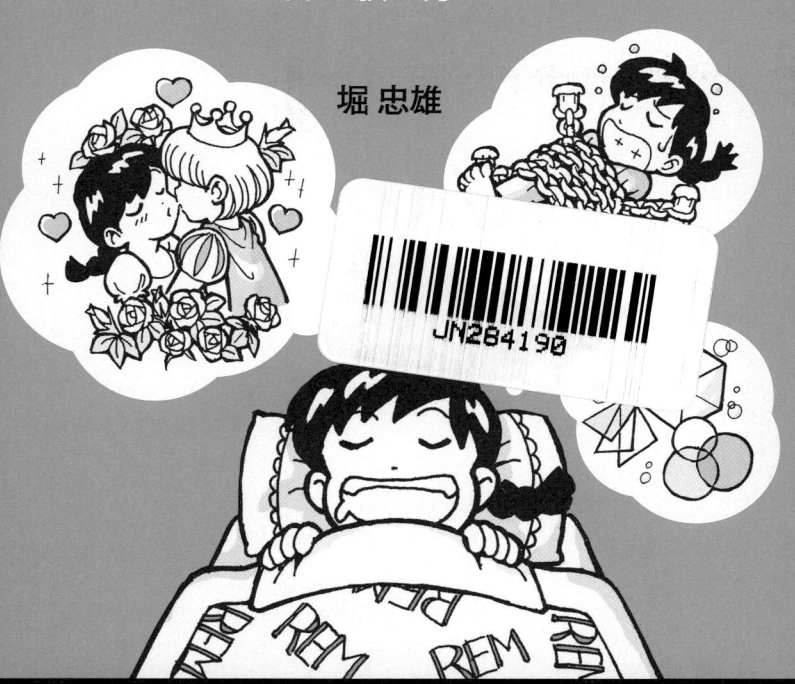

堀 忠雄

SoftBank Creative

イラスト：小林裕也
本文デザイン・アートディレクション：株式会社ビーワークス

はじめに

　1953年に「レム睡眠」が発見されてから、55年の月日が経ちました。レム睡眠の発見は、睡眠研究の歴史の中でも画期的なことでした。さまざまな分野でレム睡眠とノンレム睡眠の特徴や違い、人間の行動におよぼす影響などが研究されました。特に人間の夢見研究には大きな変革をもたらしました。レム睡眠中に寝ている人を起こして夢体験を聴取するという研究手法は、当時大学院生だったディメントの独創によるものですが、彼は夢研究を科学のレベルで推し進めることが可能であるという道筋を明らかにしました。

　「夢の映像を眼で追うから、レムが起こるのだ」という彼の仮説は後に否定されますが、しっかりした実験データを示して議論を積み重ね、その結果として定説がくつがえされたり、新たに仮説が提案されるという、科学的な研究が備えるべき基本的なルールが定着しました。

　脳外科学の進歩によって、脳のどこにどのような働きをする中枢があるか、脳の機能地図はかなりくわしく調べられています。また脳の活動状態を画像でとらえて、現在の意識状態や認知過程の刻々の変化がわかるように

なってきました。このような技術的な発展が次の研究を後押しして、レム睡眠中の脳の働きから夢の生成過程が説明できるようになってきました。

　本書では、ディメントの夢仮説から最新の夢仮説の展開までを、具体的な脳画像も使いながら解説しました。夢は不思議な現象であり、神秘的な魅力があります。

　適度に不安と緊張がともなった夢を見ると、なんと手の込んだ構成でしっかりしたシナリオだろうと感心することがあります。自分の脳が生みだした夢なのに、覚醒した私ではとうてい描けない傑作が多いものです。はらはらする夢には、はかりしれない魅力があります。

　一方、睡眠不足は情緒を不安定にし、衝動的で攻撃的な言動を生みます。また、疑い深くなったり不安と緊張を高めて、いっそう眠りにくい状況をつくるために不眠が進むという、悪循環におちいります。これを解くには、まず規則正しく生活し、睡眠時間を確保することです。睡眠時間が短いと学業成績がふるわないことは、日本でもアメリカでも共通に認められていることです。さらに、十分に寝ていれば授業に集中できるばかりでなく、眠ること自体が記憶を強化することもわかってきました。「寝る子は育つ」というのは、体が大きくなるばかりでなく、脳も育つことを意味するのです。

　睡眠中に昼間学習した記憶が再処理されて、記憶の貯

蔵庫に送られていることが、最新の睡眠研究で明らかにされています。単語の記憶や地図の記憶、ピアノやワープロなどのキーボード学習や運動・動作学習の成績も、眠る前に比べて翌朝の成績は20％も向上します。飛んでくるボールの縫い目とその回転を瞬時に見分けるようなパターン識別学習も、睡眠中に促進されます。ひと晩眠った翌朝に、昨日より知識と技術が向上した自分に気がつくことでしょう。

この記憶促進効果に特殊な睡眠法はいりません。睡眠の前半では熟睡すること、朝方のレム睡眠をたっぷりとること、つまりは十分な長さと深さを備えた標準的な睡眠をとれば、翌朝は能力アップの状態で目覚めることができるのです。

睡眠の働きは身体と脳を休めることにつきると考えられてきましたが、最近の睡眠研究から、脳は危機管理のシミュレーションプログラムを書き換えたり、知識や技術の再編集や洗練化を進めていることがわかってきました。本書はその概要をお伝えして、先端的研究の入口にご案内しようと考えて書き上げたものです。1人でも多くの読者が将来、睡眠研究者を目指してほしいものです。そして、多くの人々が、今後の睡眠研究に温かい期待を寄せてくださることを願っております。

2008年10月　堀　忠雄

眠りと夢のメカニズム

なぜ夢を見るのか？　睡眠中に脳が育つのか？

CONTENTS

はじめに ……………………………………………3

第1章 眠りのメカニズム ………………9
眠りにはノンレム睡眠とレム睡眠の
2種類がある ……………………………………10
睡眠は「ノンレム睡眠」から始まる …………12
睡眠の脳波パターンは4つある ………………14
第3の睡眠状態　レム睡眠の発見 ……………16
眼球運動を記録する方法 ………………………18
レム睡眠では骨格筋が脱力する ………………19
睡眠ポリグラムで眠りを判定する ……………20
ノンレム睡眠の調整機構 ………………………22
レム睡眠の調整機構 ……………………………24
睡眠中の生理現象　睡眠周期と睡眠経過 ……27
体温が下がると眠くなる ………………………29
皮膚からの放熱で眠りの準備をする …………31
発汗による気化熱で眠りを持続する …………32
睡眠中にホルモン分泌のピークを迎える ……34

第2章 夢のメカニズム ………………37
ノンレム睡眠の夢とレム睡眠の夢 ……………38
睡眠中になぜ目が動くのだろう
ディメントの「走査仮説」………………………41
眼球運動を記録する ……………………………44
ホブソンとマッカレーの「活性化・合成仮説」……46
視覚映像は後頭部にある視覚野で処理される ……48
視覚情報をどう処理するのか …………………50
じっと見つめると視覚野にラムダ波が現れる ……53
脳の画像解析でも
視覚野の興奮がとらえられている ……………56
ラムダ波とラムダ様波の発生源を探る ………59
第2次視覚野が活性化する理由 ………………64
大熊の「感覚映像・自由連想仮説」……………68
レム前陰性電位の探求 …………………………71

サイエンス・アイ新書

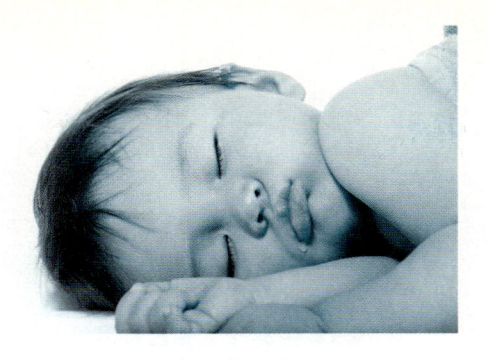

第3章 睡眠中の不思議な行動と生理現象 ……75

入眠期に起こる不思議体験 ……76
金縛り体験とはなにか？ ……79
金縛りにどう対抗するか ……82
睡眠遊行（夢遊病）とはなにか？ ……84
睡眠遊行はあなどれない ……86
寝言にひそむ心理的ストレスの影響 ……88
レム睡眠行動傷害とはなにか？ ……91
夢のコントロールする人たち
（悪夢からの解放） ……94
ラバージらの独創的な実験 ……96
記憶による明晰夢誘導法 ……99

第4章 睡眠時間と記憶学習 ……103

教室は睡眠不足でいっぱい
もっと眠りたいのに眠れない ……104
睡眠不足になると
眠い、疲れる、キレやすくなる ……106
睡眠時間は確かに短くなっている ……108
休日の寝だめと朝寝坊 ……110
月曜日のユウウツ ……114
寝る時刻が遅いほどイライラしやすい ……116
睡眠時間が短いと成績がふるわない ……118
小学生も睡眠不足では成績がふるわない ……120
なぜ早く眠らないのか ……122

CONTENTS

記憶研究の最近のトピックス
睡眠中に記憶がよくなる ……………………123
技能の記憶は睡眠中に再処理されている ……124
瞬間視のパターン識別は
徐波睡眠とレム睡眠で再処理されている ……128
新しい運動学習の成績も睡眠中に向上する ……134
言語記憶の再処理と向上 ……………………139
場所記憶と認知地図 …………………………144

第5章 生体リズムと睡眠 ……………………147

約1日周期のリズム ……………………………148
生体リズムをリセットする ……………………151
時差症状の傾向と対策 …………………………153
夜勤病にご用心！ ………………………………160
24時間周期の体温リズムと睡眠 ………………164
生体リズムには12時間周期のリズムがある ……170
居眠り事故と生体リズム ………………………174
居眠り事故の防止策 ……………………………179
❶午後2時の眠気対策
　シエスタという昼寝文化 ……………………179
❷午後2時の眠気対策
　お茶とおやつ …………………………………182
❸短時間仮眠の開発 ……………………………184
❹仮眠のタイミング ……………………………190
睡眠慣性を抑える工夫 …………………………194
❶覚醒刺激の使用 ………………………………194
❷仮眠習慣と睡眠慣性の減少 …………………200
自己覚醒法 ………………………………………202
夜間の眠気と居眠り防止 ………………………206
❶生体リズムの操作と夜勤 ……………………207
❷夜勤中に仮眠をとる …………………………210
仮眠の功罪　成人病の発病危険率 ……………213

おわりに ………………………………………218
参考文献 ………………………………………220
索引 ……………………………………………221

第 1 章
眠りのメカニズム

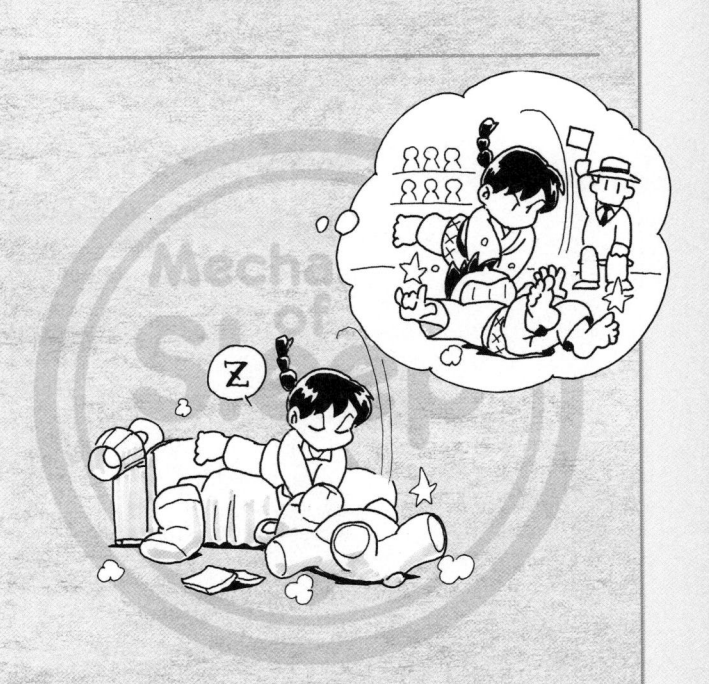

眠りにはノンレム睡眠と
レム睡眠の2種類がある

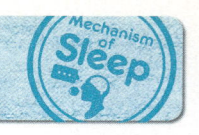

　ネコは日中よく眠りますので、眠るネコの姿は絵や彫刻に登場します。わが国では、日光東照宮の「眠り猫」が有名ですね（図1）。実はあの眠り猫の姿は、「ノンレム睡眠」という状態で、眠りにはもう1つ「レム睡眠」という状態があるのです。眠り猫の作者である左 甚五郎は観察の鋭い人ですから、2つの睡眠状態を姿勢から気づいていたかもしれません。そのうえで、姿勢がしっかりとしているノンレム睡眠の状態を選んだのかもしれません。

図1　日光東照宮の国宝「眠り猫」(左 甚五郎作)は、ノンレム睡眠の状態を示している

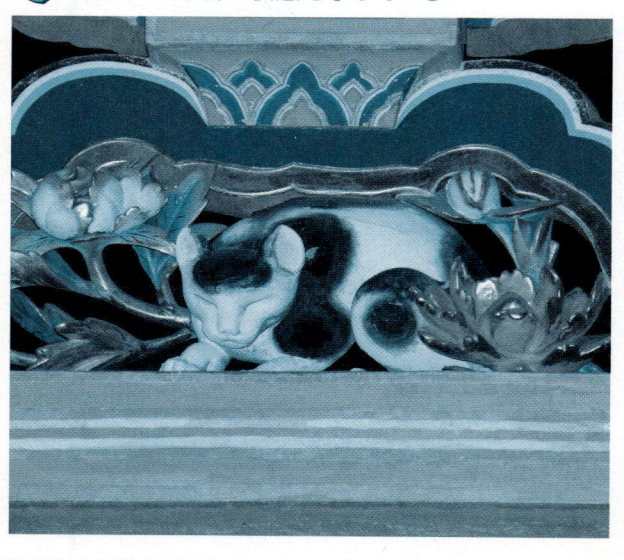

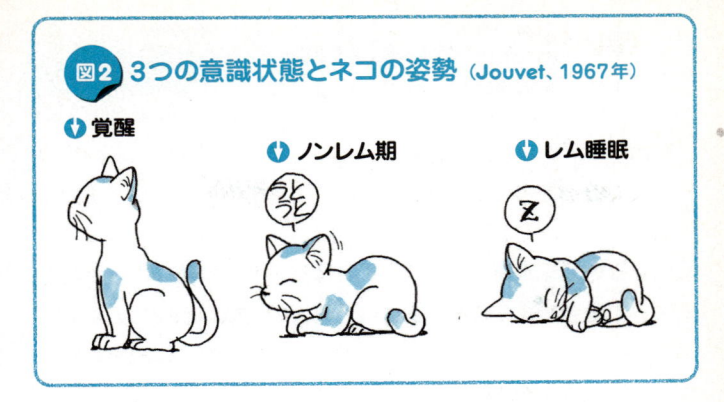

図2 3つの意識状態とネコの姿勢 (Jouvet、1967年)

- 覚醒
- ノンレム期
- レム睡眠

　図2は、はっきりと目覚めた状態（覚醒）と、2つの睡眠状態のネコの姿勢を比べたものです。眠くなるとネコは、覚醒状態の姿勢からノンレム睡眠の状態に姿勢を変えます。この状態ではスフィンクスのように顔を上げています。頭を支える首の筋肉に力が入っているので、顔を上げておくことができます。

　しばらくすると、**ネコの姿勢が崩れて横倒しになります。この状態がレム睡眠です**。レム睡眠では、姿勢を保つのに必要な骨格筋の力が抜けてしまいますので、ノンレム睡眠のときのようなしっかりした姿勢を保つことができません。百獣の王ライオンのような威厳に満ちた猛獣も、レム睡眠になると横倒しになったり、お腹を上にして、途方もなくだらしのない姿になってしまいます。ノンレム睡眠中のライオンは、眠っていても凛とした気品がありますから、絵になります。レム睡眠の姿では、どうにも始末の悪いことになって、絵になりません。絵にはならないのですが、2つの眠りはどちらも大事な役割を担っています。

　それでは、ノンレム睡眠とレム睡眠はどのような睡眠か、もう少しくわしくお話ししましょう。

睡眠は「ノンレム睡眠」から始まる

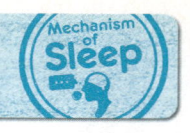

　睡眠はまず、ノンレム睡眠から始まります。眠くなると動物は安全な場所を選んで、ノンレム睡眠の姿勢をとり、まぶたを閉じて静かに呼吸をし、眠りが始まるのを待ちます。眠り始めると、規則正しい寝息が聞こえます。これは無防備な状態に入った証拠です。人間も起きているときには、他人の呼吸音が聞こえるということはほとんどありません。**無意識に呼吸を他人に読まれないように、調節しているからです。**

　ちなみに、呼吸は筋肉の力の調節にとても重要な役割をもっています。息を通常の呼吸の80％程度の状態に保っておいて、一気にはきだすと、ふだんよりもずっと大きな力がでます。このとき大声で気合いを入れると、さらに大きな力がでます。反対に、息をはき切った状態では筋肉に力が入りません。襲撃者というものは、相手が息をはき切ったときに飛びかかります。このように、呼吸を読まれるということは、命にかかわることなのです。

　授業中の居眠りがひどく目立つのは、1人だけ不用心な寝息を

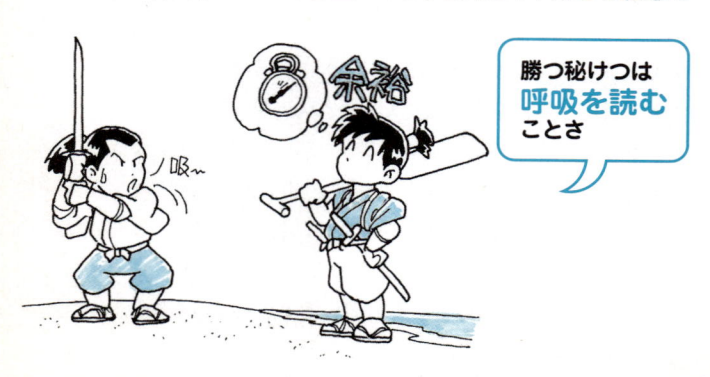

勝つ秘けつは**呼吸を読む**ことさ

たてているからです。そのようなわけで、呼吸の音を聞いていれば、睡眠の始まりを知ることができるのですが、寝息のまねをされると、タヌキ寝入りと本当の眠りを区別できません。

起きているときの呼吸には性差があって、男性は腹式呼吸、女性は胸式呼吸です。**睡眠中は、男女ともに胸式呼吸です。**そこで、寝ている人が男性であれば、呼吸のたびにおなかが動いている間は、まだ眠っていません。寝息をたてていたら、それはタヌキ寝入りです。呼吸のたびに胸が動きだしたら、眠ったと考えてよいでしょう。

この見分け方は男性にはうまくいくのですが、もともと胸式呼吸の女性にはなんの変化も現れませんから、タヌキ寝入りを見破ることはできません。そこに登場したのが「脳波」です。脳波は脳の電気活動を測定したもので、頭の皮膚の上に装着した電極で脳の電気をとらえて増幅し、記録します。1929年にドイツのハンス・ベルガーが人の脳波を記録することに成功して、こうした方法上の壁を一挙に突破することができるようになりました。脳波は眠りの深さに呼応して、波の形や振幅（波の高さ）、周波数（1秒間あたりの波の数）などが変化します。

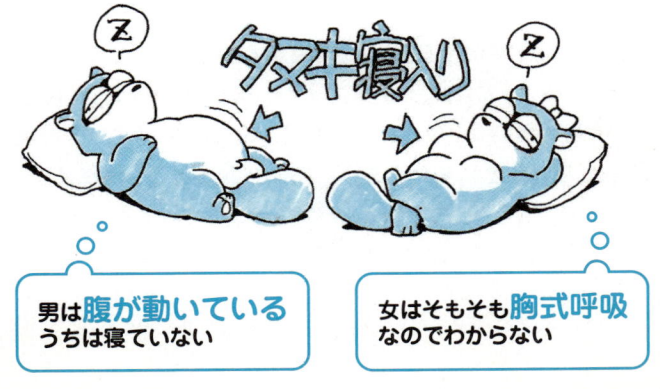

男は**腹が動いている**うちは寝ていない

女はそもそも**胸式呼吸**なのでわからない

睡眠の脳波パターンは4つある

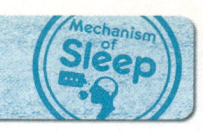

　図3は、人の意識水準と特徴的な脳波パターンを示したものです。はっきりと目覚めている状態で、目を開いているときには、最上段の波形のように13Hz以上の不規則で速い波が現れます。ここで「Hz」は、1秒あたりの波の数（周波数）を表す単位で、「ヘルツ」と読みます。

　図3の1段目の速い波を「ベータ（β）波」と呼びます。この状態から目を閉じて安静にしていると、2段目のように正弦波によく似た波が現れます。これが「アルファ（α）波」です。周波数は8〜13Hzです。

　しだいに眠くなってくると、3段目のように4〜7Hzの「シータ（θ）波」が現れます。これはまどろみ状態といえます。外からは眠っているように見えるのですが、声をかけてみると「うとうとしていたが眠ってはいない」という答えが大半を占めます。半分起きていて半分眠っている状態を「半醒半睡状態」といいますが、覚醒から睡眠へと意識が移っていく「入眠期」であることを示しています。

　さらに意識水準が低下すると、4段目のようにゆっくりとした波が出現するようになり、「紡錘波」（矢印の部分）と呼ばれる14Hz前後の持続の短い波が現れます。この紡錘波が出現すると、呼吸は規則正しい寝息に変わります。このときに起こして聞くと、80％以上の割合で眠っていたという答えが返ってきます。そこで、**本格的な睡眠は、この紡錘波が出現したところから始まる**と考えられています。

　さらに眠りが深くなると、3Hz以下のゆっくりとした波が現れ

ます。これが「デルタ（δ）波」です。非常にゆっくりとした波なので、「徐波」と呼ぶことがあります。**熟睡状態ではこのデルタ波が連続して出現しますので、「徐波睡眠」と呼ぶこともあります。**

　紡錘波を例外として、意識水準が低下すると脳波の周波数が下がり、振幅（波の高さ）が大きくなります。こうして、脳波の発見は睡眠研究を大きく前進させ、脳波の周波数と振幅を見ていれば、睡眠のすべてを知ることができるという考えが広まりました。

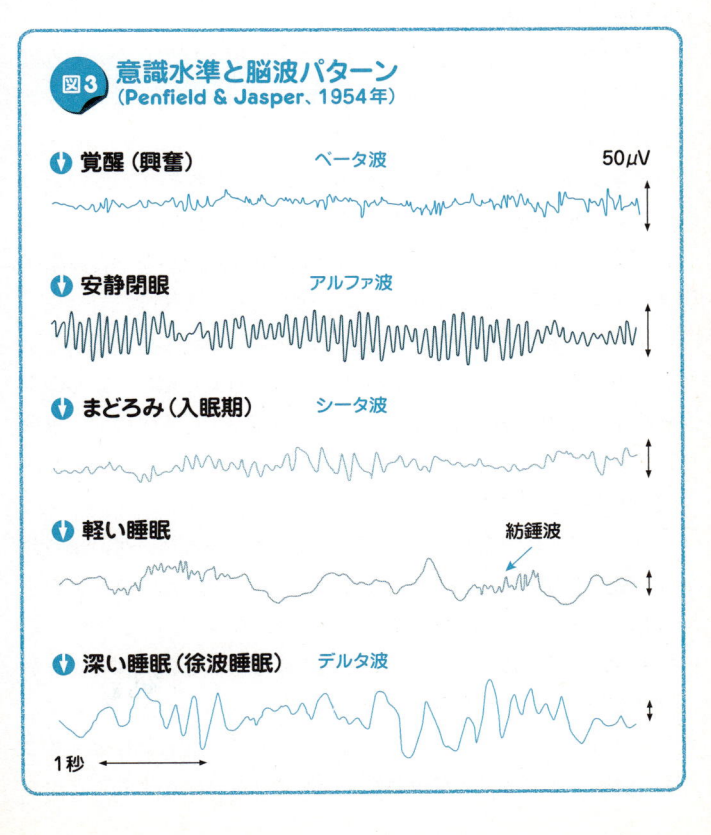

図3　意識水準と脳波パターン
（Penfield & Jasper、1954年）

- **覚醒（興奮）**　　ベータ波　　　　　　　　　　　　　　50μV

- **安静閉眼**　　アルファ波

- **まどろみ（入眠期）**　　シータ波

- **軽い睡眠**　　　　　　　　　　　　　　　　　紡錘波

- **深い睡眠（徐波睡眠）**　　デルタ波

1秒

第3の睡眠状態 レム睡眠の発見

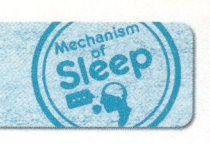

ところが、脳波パターンと意識水準の対応関係にうまくあてはまらない睡眠状態があることに、研究者たちは気がつき始めました。朝方になると、まどろみ状態の脳波パターン（図3の3段目）が、10分から20分も続くことがあるのですが、寝ている人の状態を観察すると、眠りが浅くなった様子もありません。脳波パターンだけではよくわからないのですが、入眠期とはまったく違う意識状態ではないかと考えて、「早朝睡眠」（アーリーモーニング・スリープ）という名前をつける研究者もでてきました。

覚醒と睡眠、これとは別の第3の意識状態があるのではないか、そのような気運が高まるなかで、シカゴ大学の睡眠研究グループが、眼球運動に注目すればこの第3の意識状態をふつうの睡眠状態と区別できることを発見します。1953年のことです。

シカゴ大学のアセリンスキーが、眠っている赤ん坊を観察していると、閉じたまぶたの下で眼球が左右に急激な速さで動くのを発見しました。角膜は眼球から少しでっぱっていますので、眼球が動くと、そのでっぱりがまぶたを下から押し上げて動き、外から観察することができるのです。

どうしてこれが画期的な発見であったかというと、速い眼の動きは英語で「Rapid Eye Movement」と呼ばれ、その頭文字を並べて「REM」（レム）と略しますが、これは起きているときの、しかも非常に緊張した状態でないと起こらないと考えられていたからです。

眼の動きの速さは意識水準と関係していて、緊張や興奮状態では小刻みで急激なレムが現れます。逆にリラックスすると、レム

は減少し、速度もゆっくりになります。さらにまどろみ状態まで意識が低下すると、非常にゆっくりと左右に振り子運動を始めます。目の端から端まで数秒かかって動くのです。このようなゆっくりとした眼の動き（Slow Eye Movement）を、頭文字から「SEM」（セム）と呼びます。セムは、うとうとした入眠期に特有の現象で、紡錘波が現れるころには停止します。睡眠中に眠りが浅くなったり、目が覚めかかったのなら、セムが現れるはずです。そしてレムであるなら、完全に目が覚めて目を開けたり、起き上がるはずです。

　ところが、アセリンスキーが発見した睡眠状態では、脳波パターンはまどろみ状態を示していますが、眼の動きはレムです。眠っている人にレムが起こるということはきわめて例外的なことで、意識水準と眼の動きの対応関係が逆になっています。そこで、このレムが現れる睡眠状態を「レム睡眠」（REM sleep）、レムが起こらない睡眠状態を「ノンレム睡眠」（nonREM sleep：NREM sleep）と呼んで区別することにしました。

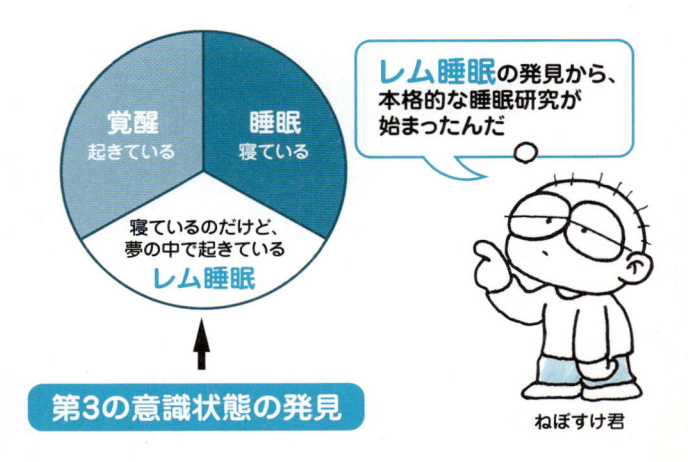

覚醒 起きている
睡眠 寝ている
レム睡眠 寝ているのだけど、夢の中で起きている

第3の意識状態の発見

レム睡眠の発見から、本格的な睡眠研究が始まったんだ

ねぼすけ君

眼球運動を記録する方法

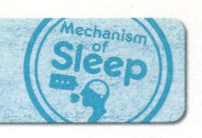

　眼の動きは肉眼で観察できますが、睡眠研究では、眼の角膜側がプラス、網膜側がマイナスに帯電していることを利用して、目の両脇に電極をつけ、眼の回転にともなう電場の変化を記録します（図4）。眼が左に回転すると、左側の電極は角膜が接近するので、プラスの電位が強くなり、右の電極は網膜の接近によりマイナスの電位が強まります。眼を逆の方向に回転させると、それぞれの電極がとらえる電位は、プラスとマイナスが逆転します。眼をはさんで上下に電極を装着して記録すれば、垂直方向の眼の動きを記録することができます。

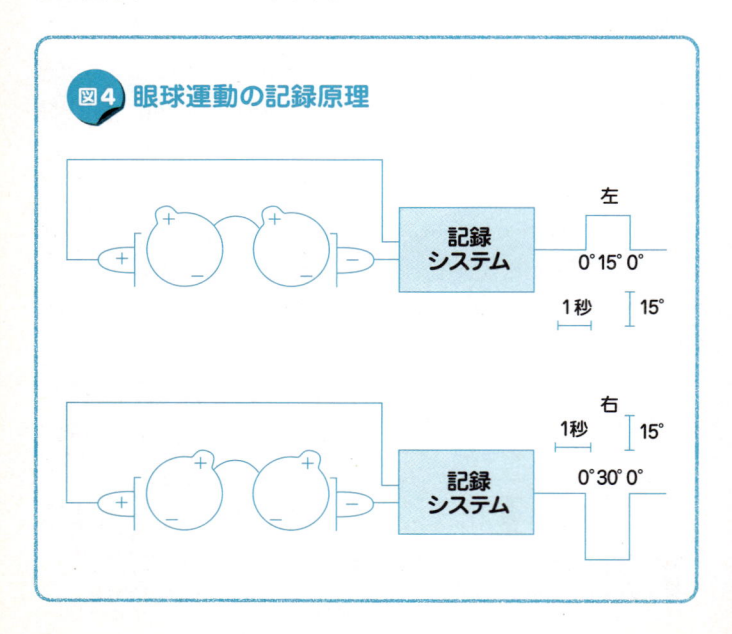

図4 眼球運動の記録原理

レム睡眠では骨格筋が脱力する

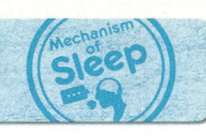

フランスのリヨン大学のジュベーは、ネコを使ってレム睡眠のメカニズムを調べていた1959年に、レム睡眠では骨格筋の力が抜けることを発見しました。レム睡眠ではほとんどの骨格筋が脱力してしまうので、ネコはノンレム睡眠の姿勢を保つことができず、横倒しになってしまいます（図2を参照）。

そこで、ネコでは首の後ろ側の筋肉の緊張を筋電図で測定し、緊張が抜けたところがレム睡眠の「開始点」、緊張が回復したところを「終了点」と判定できるようになりました。ところが、人間はノンレム睡眠でも横倒しで寝ていますので、首の筋肉ではノンレム睡眠とレム睡眠の区別がつきません。

こうして世界中の研究者が、レム睡眠のときだけ脱力する筋肉を探し始めたのです。1965年に大阪大学（当時）の菱川泰夫先生のグループが、人間の場合は「頤筋」（オトガイ筋）であることを突き止めました。下唇の下の部分に力を入れると、「桃の種」と呼ばれるしわができます。そのしわの部分がオトガイ筋です。この発見によって、**人間の睡眠状態を正確に測定するためには、脳波と眼球運動に加えて、オトガイ筋の筋電図を記録すること**が勧告されるようになりました。

このオトガイ筋の発見は、人間の睡眠研究を大きく前進させました。世界睡眠学会連合（WFSRSMS）はその功績を讃え、2007年にオーストラリアで開催された第5回大会で、菱川名誉教授に世界睡眠学会賞を授与しました。日本の研究者のみならず、世界の睡眠研究者がその栄誉を讃えました。

睡眠ポリグラムで眠りを判定する

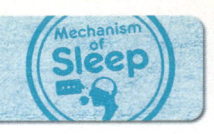

レム睡眠は、

❶ まどろみ状態の脳波パターン
❷ 急速眼球運動（レム）
❸ 骨格筋の脱力

の3つの現象がでそろった状態と定義されるようになり、睡眠研究では脳波、眼球運動、筋電図を同時記録する「睡眠ポリグラム」の記録が行われるようになりました。

このポリグラムのポリ（poly-）とは「複数の」という意味で、グラム（gram）は「記録」を表しています。つまり、複数の生体情報を同時に記録し、それぞれの変化を総合して睡眠状態を正確に判別するときに用います。

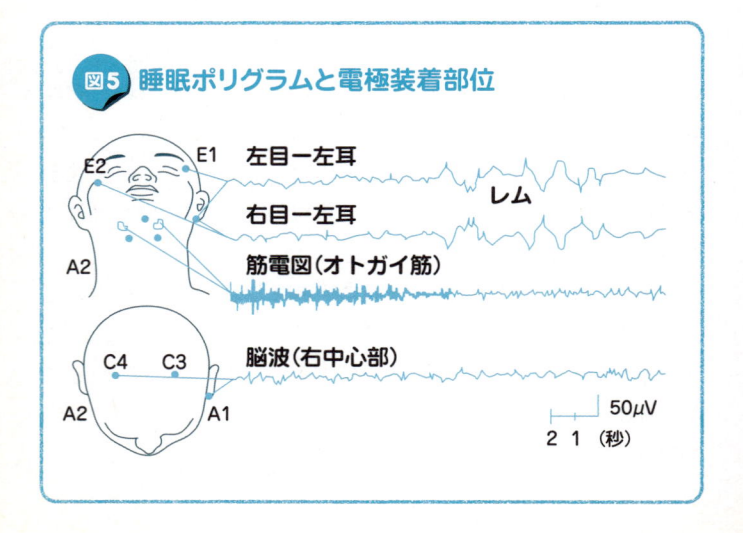

図5 睡眠ポリグラムと電極装着部位

- 左目ー左耳
- 右目ー左耳
- 筋電図（オトガイ筋）
- 脳波（右中心部）

レム

50μV
2 1（秒）

図5は、睡眠ポリグラムとその標準的な電極の装着部位を示したものです。下の脳波が、頭の中心部の頭皮上に装着した電極からの脳波で、低振幅で不規則な波が現れています。その上がオトガイ筋の筋電図で、筋緊張（振幅）が急速に低下していくのがわかります。上の2つは、左右の眼の動きです。筋緊張が抜けると間もなく、レムが始まっています。この図では睡眠ポリグラムの左半分がノンレム睡眠、右半分がレム睡眠で、ちょうど移行状態であることを示しています。

COLUMN ポリグラム

ポリグラムというと、警察のウソ発見器が頭に浮かぶ人もいるかもしれませんね。ポリグラムの「ポリ」はポリス（警察）の略号ではなくて、「複数の」(poly-)という意味です。複数の生体情報を同時に記録して、そのときの意識の変化を総合的に調べることを目的として記録したものをいいます。ウソ発見検査では、手のひらの汗（精神性発汗）、呼吸、脈拍を組み合わせて、ウソにともなう緊張と興奮を測ります。

睡眠ポリグラムでは、脳波（脳の意識状態）、眼球運動（レム）、筋電図（骨格筋の脱力）の変化から、覚醒とノンレム睡眠、レム睡眠を区別することができます。ちなみに1種類の生体情報にしぼって測定したものを「モノグラム」といいます。昔の睡眠研究では、脳波だけを記録していました。そのためレム睡眠を発見することができませんでした。寝言の研究であれば、発語筋の情報とともに音声や口もとの動きをVTR画像で記録することも行われます。寝相の研究であれば、全身像の録画のほか、手足の筋電図やベッドやマットの振動なども測定します。眠りをさまたげないように注意しながら、できるかぎり情報を集めたい、そんな願いを込めて測定法の開発が続けられています。

ノンレム睡眠の調節機構

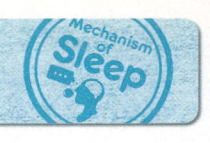

　覚醒とノンレム睡眠の調節機構は、「間脳」と呼ばれる脳の深い場所にあります。図6は脳の構造を示したものです。大脳の下に脳幹があり、脳幹は上から間脳、中脳、橋、延髄に分けられます。この中脳と橋の背中に小脳がのっています。睡眠の中枢は、間脳の下半分を占める「視床下部」の前部にあります。また、覚醒の中枢は視床下部の後部にあります。

　睡眠中枢である視床下部のさらに前には、「視交叉上核」と呼ばれる神経核があって、そこでは周期が24時間の「生体リズム」（概日リズムともいいます）が調節されています。規則正しい生活をしている人は、いつも寝る時刻になると、この視交叉上核からの指令を受けて睡眠中枢が活性化し、覚醒中枢の活動が抑制されます。いつもの起床時刻になると、睡眠中枢の活動が抑えられ、覚醒中枢の活動が活性化するというわけです。

　このように**覚醒中枢と睡眠中枢は、お互いに抑制し合って意識水準を調節しています**。また覚醒中枢は、恐怖や不安を調節する「情動回路」の影響を受けて興奮し、不眠を引き起こすことがあります。不安や緊張が原因で不眠になったときには睡眠薬が処方されると思いますが、ほとんどの睡眠薬は覚醒中枢の興奮を抑えるか、その上位にある「扁桃体」などの情動回路の興奮を抑えることによって、眠りやすい状態をつくりだしています。

　また、アレルギー状態になると大量のヒスタミンという物質が体の中でつくられます。このヒスタミンは、覚醒中枢の興奮を引き起こします。喘息やアトピー性皮膚炎があると眠れなくなるのは、このためです。一方、風邪薬やアレルギーの薬には抗ヒスタ

ミン剤が使われているので、これらの薬を服用すると覚醒中枢の活動が抑えられ、居眠りが起こりやすくなります。

しかしながら睡眠中枢を直接活性化させる睡眠薬は、まだできていません。睡眠中枢を活性化させる睡眠物質の研究が盛んに行われ、それらの物質が体内で生産される仕組みや作用もずいぶんわかってきました。自然な眠りをもたらす睡眠薬の登場も、そう遠いことではないでしょう。

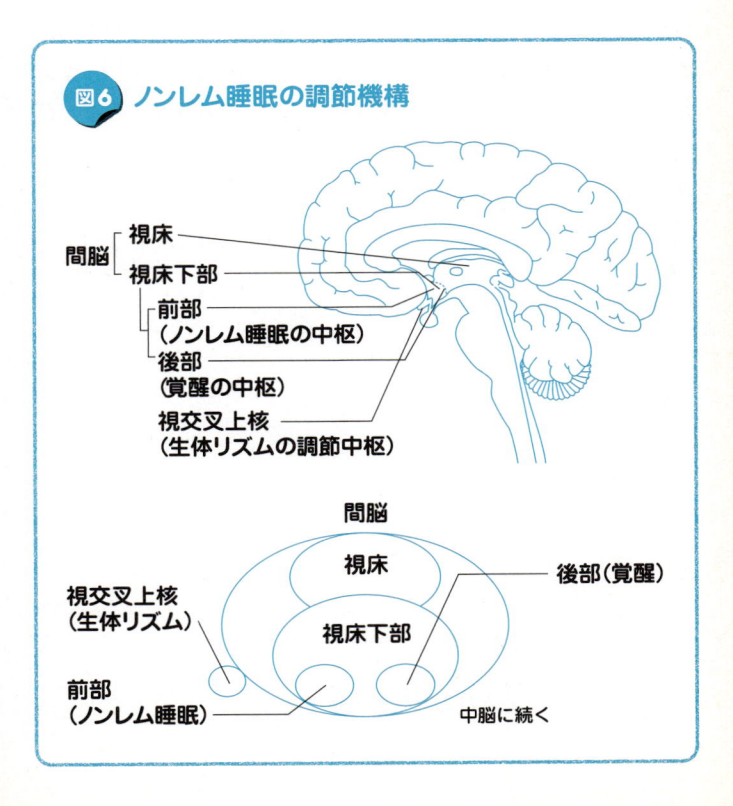

図6 ノンレム睡眠の調節機構

間脳
- 視床
- 視床下部
  - 前部（ノンレム睡眠の中枢）
  - 後部（覚醒の中枢）
  - 視交叉上核（生体リズムの調節中枢）

間脳
- 視床
- 視床下部
- 後部（覚醒）
- 視交叉上核（生体リズム）
- 前部（ノンレム睡眠）
- 中脳に続く

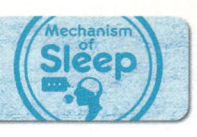

レム睡眠の調節機構

　レム睡眠の中枢は、脳幹の橋にあります。橋の背側部で、小脳のすぐ下にある「青斑核」とその周辺部から、脳波パターンの切り替え、レムの開始と停止、骨格筋の脱力の指令が出されています（図7）。脱力命令は延髄にある筋緊張の調節中枢（大細胞網様核）に伝えられ、全身の骨格筋を脱力させます。

　リヨン大学のサスツールとジュベー（1979年）は、青斑核を損傷するとレム睡眠中に骨格筋の脱力が起きなくなることを明らかにしました。このような手術を受けたネコは、レム睡眠になるたびにむっくりと起き上がり、あたかも天敵や獲物が目の前にいるかのように、防御的な威嚇行動や捕食攻撃行動を示します。好物の

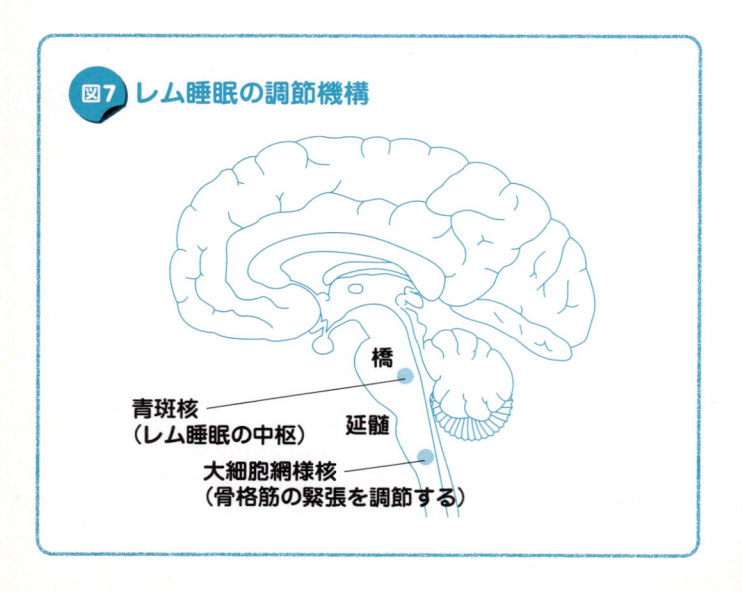

図7 レム睡眠の調節機構

- 青斑核（レム睡眠の中枢）
- 橋
- 延髄
- 大細胞網様核（骨格筋の緊張を調節する）

第1章 眠りのメカニズム

ハツカネズミをビーカーに入れてそばに置いても目もくれず、幻の獲物に飛びかかったり、おびえて逃げたりします。このような行動を「夢幻様行動」と呼び、図8はその連続写真の一例を示しています。

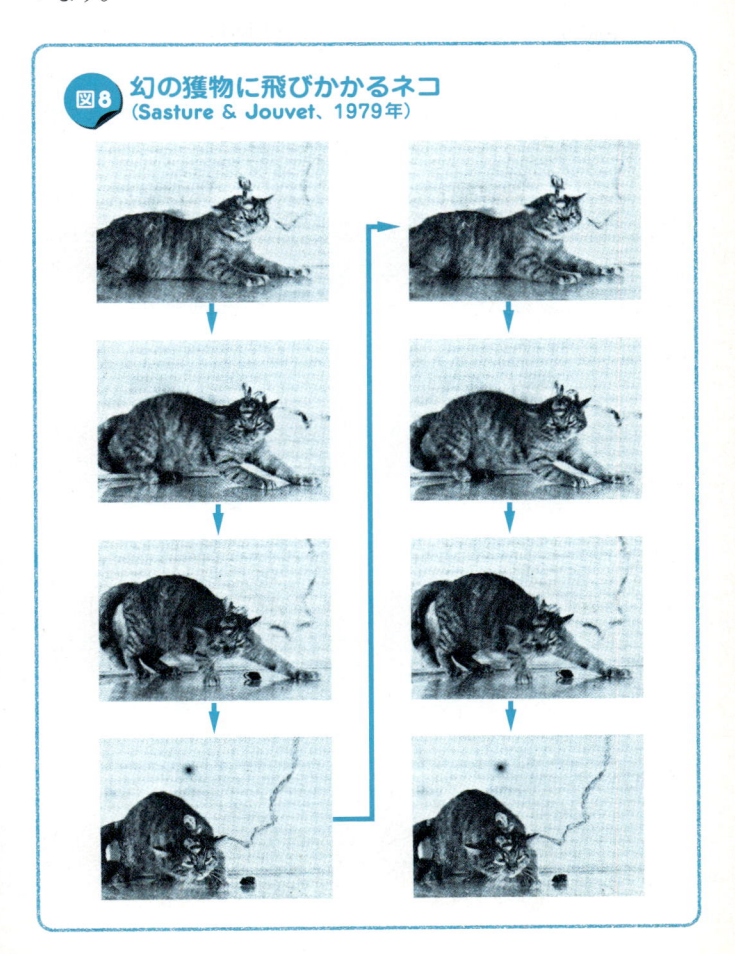

図8 幻の獲物に飛びかかるネコ
(Sasture & Jouvet、1979年)

この研究で、動物も夢を見ていることが確かめられました。また、レム睡眠中になぜ骨格筋が脱力するのだろうかという疑問に対して、**夢の中の行動がそのまま実際の行動となって表出するのを防いでいる**、という回答を与えてくれました。人間にも夢幻様行動が起こることがあります。それは1万人規模の調査で0.4％の人に見られるというごくまれな病気ですが、「レム睡眠行動障害」（RBD）という病気で、中高年の男性にやや多いといわれています。この病気では、レム睡眠になると起き上がり、大声をだしてどなったり、たたいたりけったり、家具をひっくり返すなど大暴れをします。目覚めたところで尋ねると、たいていは悪夢を見ており、その内容は先ほどまでの異常な行動と対応しています。これは、レム睡眠のときに脱力の指令を伝える経路に損傷が起こった結果、夢の中の行動が実際に異常な行動となって表出したと考えられています。

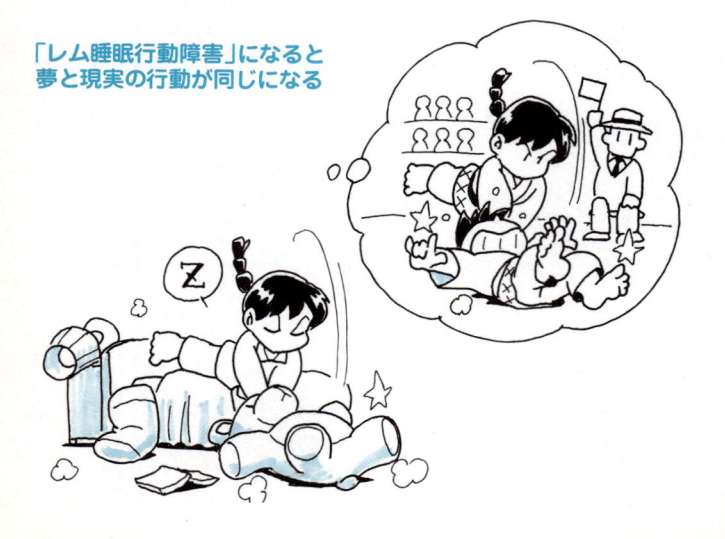

「レム睡眠行動障害」になると夢と現実の行動が同じになる

第1章 眠りのメカニズム

睡眠中の生理現象
睡眠周期と睡眠経過

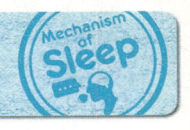

　1968年に睡眠段階の国際判定基準がまとまり、睡眠経過はこの基準に従って、睡眠段階で記述することになりました。この判定基準では、脳波、眼球運動、オトガイ筋の筋電図を同時記録した睡眠ポリグラムを、1区間20秒間あるいは30秒間ごとに、覚醒、ノンレム睡眠（1～4段階）、レム睡眠の合計6段階に分類します。

　判定区間の50％以上をアルファ波が占めていれば「覚醒」と判定し、アルファ波が50％未満になると「段階1」とします。紡錘波や「K複合」という2相性から3相性の振幅の大きい波が出現すると、その区間を「段階2」とします。

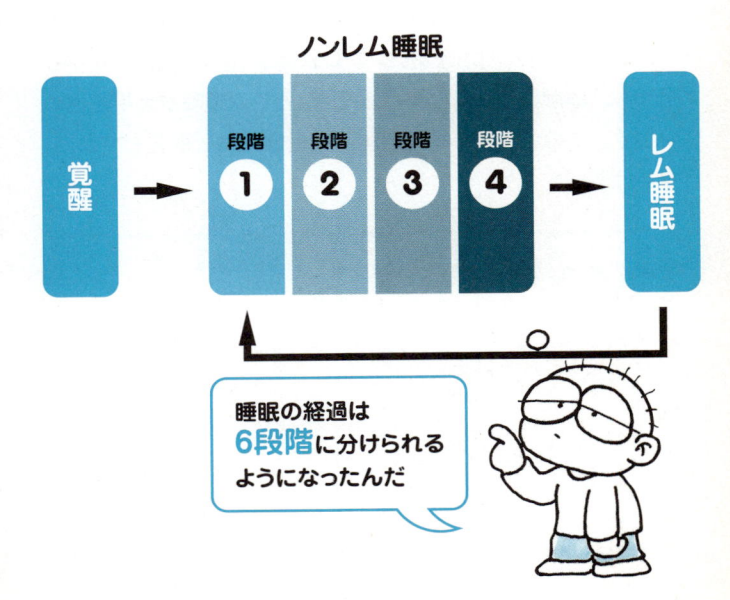

ノンレム睡眠

覚醒 → 段階1 段階2 段階3 段階4 → レム睡眠

睡眠の経過は
6段階に分けられる
ようになったんだ

高振幅のデルタ波が判定区間の20％以上を占めると「段階3」、50％を超えると「段階4」とします。脳波が段階1のパターンを示す区間で筋電図が著しく減少し、レムが出現していれば「レム睡眠」と判定します。

　図9では縦軸に睡眠段階、横軸に入眠後の経過時間をとって、睡眠経過をグラフで示しています。睡眠段階の目盛りは「覚醒」（A）と「ノンレム睡眠」（1〜4段階）で5段階とし、「レム睡眠」は段階1のレベルに色帯で示しています。

　レム睡眠の終了点に矢印をつけてみると、ノンレム睡眠とそれに続くレム睡眠の合計時間は、ほぼ90分間で一定であることがわかります。そこで、ノンレム睡眠とそれに続くレム睡眠を1組にして、「睡眠周期」と呼びます。この睡眠周期は1晩に4〜5回繰り返しますが、各周期の内容は睡眠の前半と後半ではまったく異なり、**睡眠前半の2周期には深いノンレム睡眠（徐波睡眠）が集中して出現し、睡眠後半の2周期では段階2とレム睡眠が大半を占めています**。このように、一夜の睡眠経過は刻々と変化しており、一様ではありません。

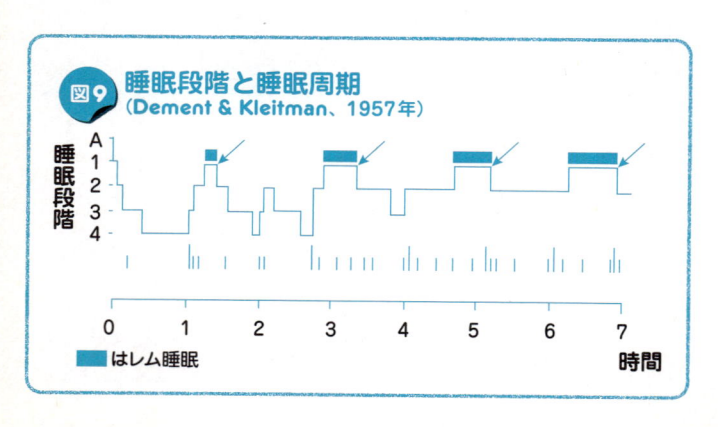

図9 睡眠段階と睡眠周期
（Dement & Kleitman、1957年）

■はレム睡眠

体温が下がると眠くなる

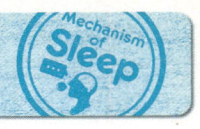

体温は、24時間周期の生体リズムを示します。早朝5時ごろに最低体温になり、夜9時ごろに最高体温になります（図10）。体温と睡眠は密接に関係しています。私たちは低体温期に眠り、高体温期は起きて活動するような仕組みになっています。このため、最高体温期の午後7時から9時までは、眠ろうとしても眠れない時間帯で、「睡眠禁止帯」と呼ばれています。

午後9時を過ぎると、体温は徐々に下がります。成人では午後10時ごろに平均体温を通過し、低体温期に入って睡眠状態へ移行する準備が整います。若年層では、もう少し早い時刻に最高体温期に達して、体温が下がり始めます。体温が下がり始めると、急に眠気が強くなります。

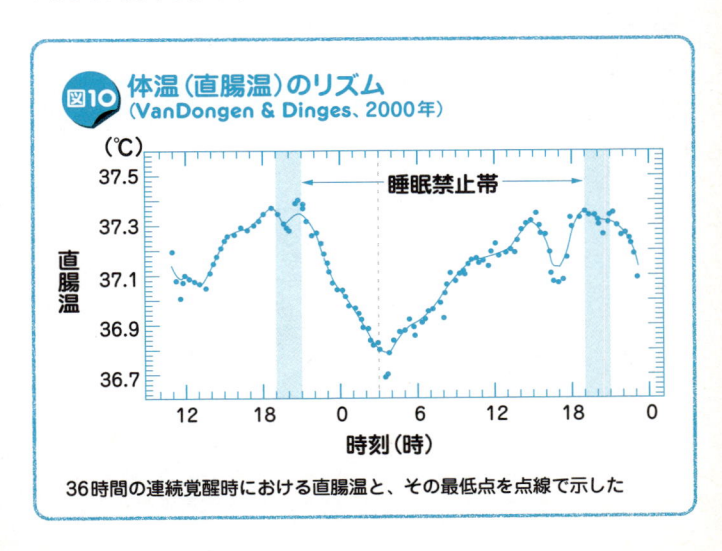

図10 体温（直腸温）のリズム
（VanDongen & Dinges、2000年）

36時間の連続覚醒時における直腸温と、その最低点を点線で示した

最近は夜の10時に寝る人は少なくなりましたが、1960年代では国民の半数は午後10時に就床しました。自然な眠気に素直な生活習慣といえます。人類の覚醒メカニズムは高度に発達して、眠くなっても眠らずに起き続けることができるようになりました。これを「選択的覚醒」と呼びます。自分の意思で起き続けることはできるのですが、脳の睡眠メカニズムはいつでも眠ることができるように準備を整えているのです。そこで午後9時を過ぎると、手足の血管を開いて放熱を開始します。睡眠中は、眠りが深まると大量の発汗でさらに急激な体温低下が起こります。この体温低下の勾配が大きいほど寝つきがよくなり、熟睡状態（徐波睡眠）の出現と持続がよくなります。

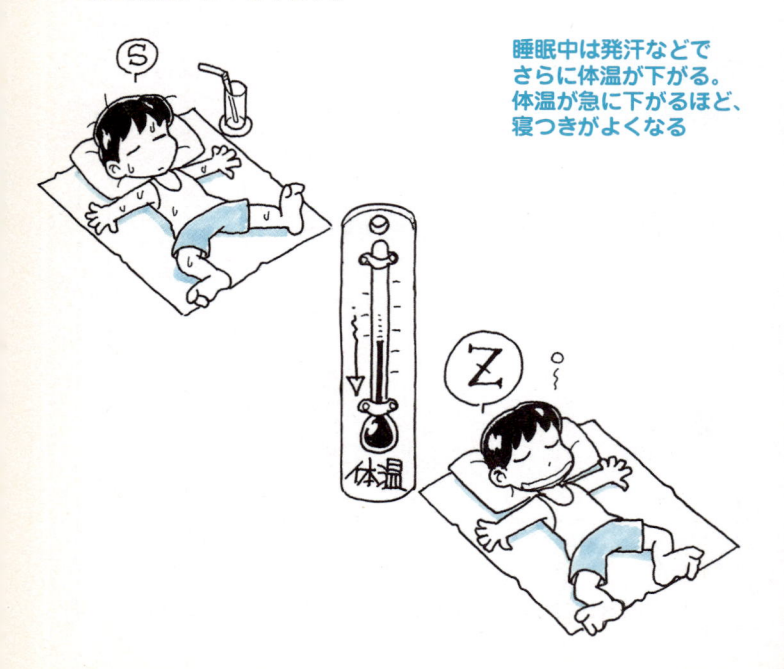

睡眠中は発汗などでさらに体温が下がる。体温が急に下がるほど、寝つきがよくなる

皮膚からの放熱で眠りの準備をする

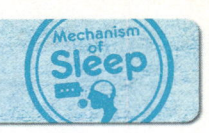

赤ちゃんは、眠くなると手足が温かくなります。手足の血管を開いて、体の奥の温かい血液を体表面に回して放熱しているのです。こうすることによって、体温を下げて寝つきをよくする準備が整います。大人でも同じように手足の血管を開いて放熱をしますが、ホカホカするほど温かくなる人は少ないようです。

手足が冷えると寝つきが悪くなるのは、みなさんもご存じでしょう。これは、表面の血管が収縮して放熱することができなくなるからです。寒い冬や、夏でも冷房の強すぎる部屋に長時間いると、手足が芯まで冷えてしまうことがあります。このようなときには、手足をお湯の中につけてまず温めます。そうすると表面の血管が開いて、体の奥の血液を表面に回すことができるようになります。放熱するのに温めるのは、どこか矛盾しているように思われるかもしれませんが、血液の循環のためには血管の緊張をほぐす必要があるからです。

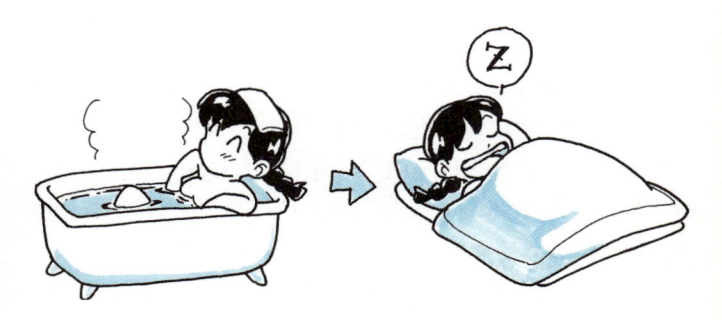

冷え症などで眠れないときは、入浴で温めると放熱できるようになり、寝つきもよくなる

発汗による気化熱で眠りを持続する

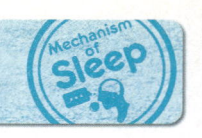

　手のひらや足の裏などにある汗腺は、心理的な緊張や興奮で活発に活動し、発汗します。これを「精神性発汗」といいます。ハラハラ、ドキドキするような場面を、「手に汗握る」と表現しますが、精神性発汗の特徴をよくいいあてています。

　手のひらや足の裏を除くほぼ全身の汗腺は、体温が高くなると発汗し、その気化熱で体温を平熱まで下げる働きをします。これを「温熱性発汗」といいます。精神性発汗は、覚醒中に活発に活動して感情の変化を測るのに適しているので、ウソ発見検査で活用されていますが、睡眠中はほとんど目立った活動はしません。

　これに対して、温熱性発汗部位の汗腺活動は睡眠中に活発になり、特に深い睡眠（徐波睡眠）の直前で急激な増加を示します。図11は胸部で連続測定した睡眠中の発汗記録を、睡眠経過図とともに示したものです。毎分あたりの発汗量のピークは段階4（図ではⅣ）が現れる直前にあり、段階4に入るとむしろ減少します。これは、深い睡眠に移るために、体温をさらに下げる必要があることを示しています。**脳の睡眠調節系は、プログラムされた眠りの深さに適した体温レベルを早め早めにセットし、予定の温度まで大量の汗をだして体温を下げているのです。**

　睡眠中には、体温を0.5～1℃ほど低下させなければなりません。体重70kgの人の体温を1℃下げるとすると、どのくらいの汗が必要かご存じでしょうか？

　人間の比熱を0.83とすると、体重70kg の人では、

　　$0.83 \times 70 \text{（kg）} = 58.1 \text{（Kcal）}$

の熱放散が必要になります。このエネルギーを水の蒸散でまかな

うとき、1ccの水を気化するエネルギーは0.58Kcal ですので、

　　58.1（Kcal）÷0.58（Kcal）＝100（cc）

ということになります。つまり、睡眠中には約100ccの汗が水蒸気になって体温を下げているのです。

　70kgの人の場合が計算しやすいので、どの教科書でも70kgを例に挙げているのですが、自分の体重で計算しなおしてみてください。ただし、これは汗が完全に蒸発して肌がさらさらのときのことで、蒸発が間に合わないほどの大量発汗では、さらに多くの水分が汗となってでてしまいます。**熟睡のためにコップ1杯の水を飲むという習慣は、睡眠中の脱水を補うためにも大切なことといえます。**

　蛇足ながら、汗をかいたという実感がなくても、布団の中には毎晩100ccの水が水蒸気の形で放出されています。週に一度布団を干す習慣をつけることは、衛生的で快適な睡眠環境を保つためにも大切なことです。

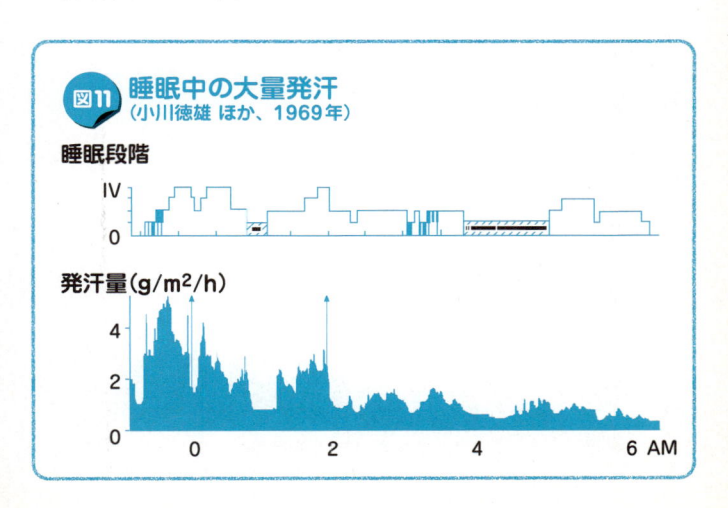

図11 睡眠中の大量発汗
（小川徳雄 ほか、1969年）

睡眠段階

発汗量（g/m²/h）

睡眠中にホルモン分泌のピークを迎える

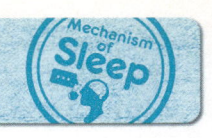

　脳下垂体から分泌される成長ホルモンは、タンパク質の合成を促し、疲労の回復や成長を促進するホルモンです。日中は1時間から3時間くらいの周期で分泌されますが、**入眠後に増加して、深い睡眠（徐波睡眠）で最大ピークを示します**（図13上）。タンパク質の合成という成長作用のほかに、脂肪を燃焼させる働きもあるので、成長ホルモンの分泌が不十分になると、肥満しやすくなるといわれています。

　徹夜をすると、このピークが消えます（図13下）。成人では消えた第1ピークの分は、小刻みな分泌パターンのそれぞれで分泌量を増やすことで、ある程度補っていることが報告されています。しかしながら、成長期の人にこのような補償システムが働くのかは、まだわかっていません。

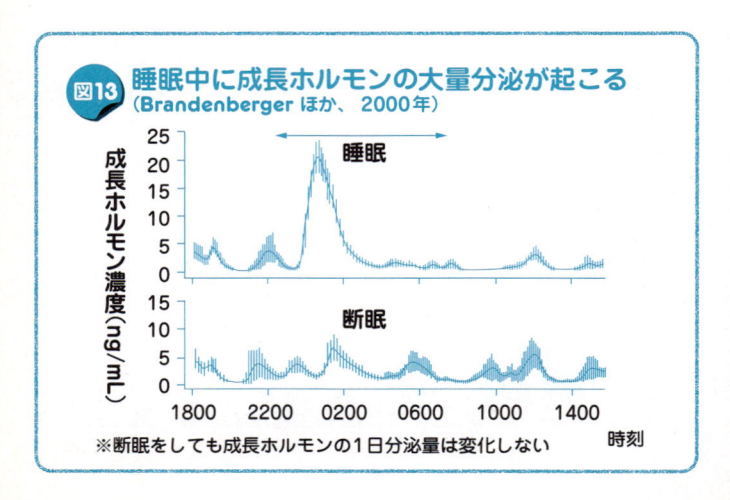

図13　睡眠中に成長ホルモンの大量分泌が起こる
（Brandenbergerほか、2000年）

成長ホルモン濃度（ng/mL）／睡眠／断眠／時刻

※断眠をしても成長ホルモンの1日分泌量は変化しない

成長ホルモンは身体をつくるだけでなく、脳神経の発育や修復などにも作用します。**十分な睡眠が丈夫な身体をつくるだけでなく、脳も成長させることは見逃せません。**また、性ホルモンも睡眠中に分泌され、特に第2次性徴期の性成熟に重要な役割をはたしています。「寝る子は育つ」という格言は、睡眠科学からも妥当なことと考えることができます。

免疫力

　風邪をひくと眠くなり、熱がでたり症状が重くなると、深い睡眠（徐波睡眠）が増えます。これは、体に侵入した病原体を攻撃する免疫システムの働きによっています。免疫システムは、病原体を破壊する働きのほかに、眠りを促進する働きをもっているからです。

　免疫力は深い睡眠で高くなります。睡眠不足になったり、深い睡眠が十分にとれないと、免疫力が落ちて風邪をひきやすくなり

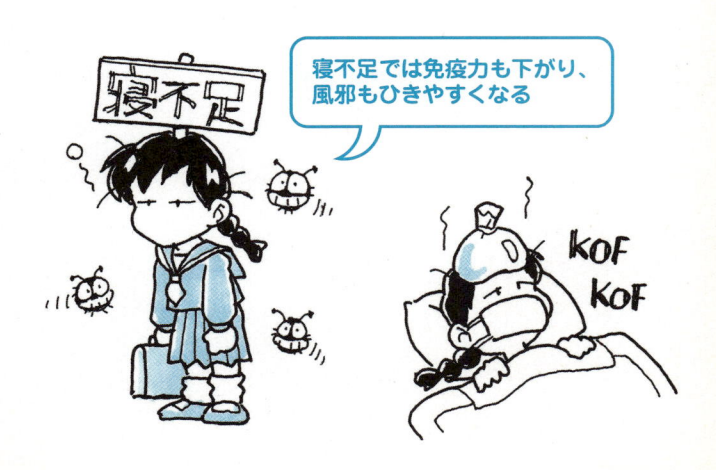

> 寝不足では免疫力も下がり、風邪もひきやすくなる

ます。規則正しく十分な睡眠をとっている人は、免疫力が適正に保たれているので、風邪がはやっていてもなかなかひきません。不規則で睡眠不足の人は抵抗力が落ちていますので、あっけなく風邪をひいてしまいます。風邪をひいたら十分な睡眠をとることが大事ですが、十分な睡眠は風邪の予防にも重要な役割をはたしているのです。

第2章

夢のメカニズム

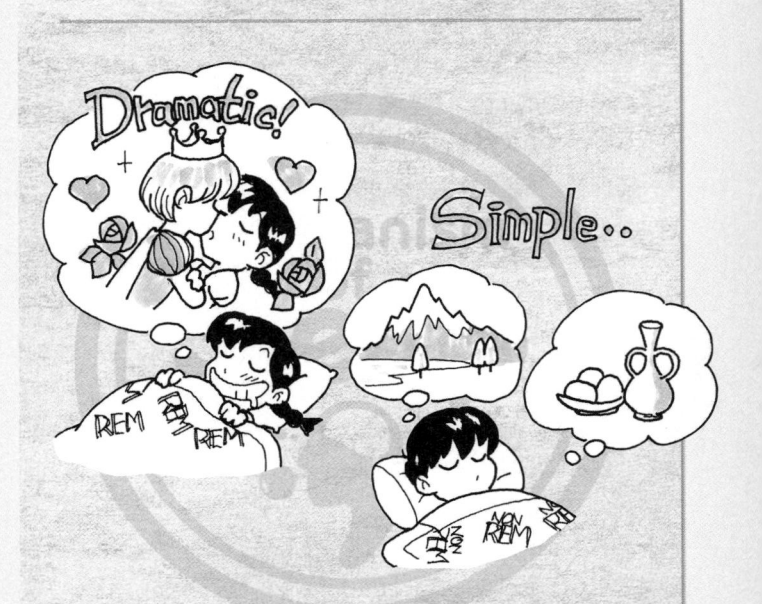

ノンレム睡眠の夢とレム睡眠の夢

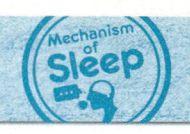

　レム睡眠の発見以来、"夢"の科学的な研究が始まりました。それまでの夢研究では、翌朝、目が覚めたときに夢を見た記憶があれば、夢日誌にその内容を書くというやり方で進められてきました。夢の記憶はごく短時間で消えてしまうので、映像も不鮮明で、あとから想像で補ったり、変形させてしまう可能性も指摘されてきました。そのため、"夢"は科学研究の対象にはならないという研究者が、圧倒的多数を占めていました。

　1957年にシカゴ大学のウィリアム・ディメントは「睡眠ポリグラム」を記録しながら、眠っている人をノンレム睡眠とレム睡眠のときに起こして、起きる直前に夢を見ていたかどうか、見ていたらその内容を答えてもらいました。すると、ノンレム睡眠のときには夢の報告はほとんどなく、レム睡眠のときにだけ夢の報告がありました。レム睡眠での夢の報告率は、88％という大変高いものでした。実験に参加したどの人からも、まさに夢の最中に起こされたという回答が返ってきました。

　そこでディメントは、「夢はレム睡眠で現れる現象で、ノンレム睡眠では起こらない」と考えました。ところがその後の研究で、ノンレム睡眠にも夢は現れることが確かめられ、**レム睡眠とノンレム睡眠の両方で夢を見ている**と修正されました。

　表1は、これまで行われたおもな夢実験で報告されている、夢の報告率をまとめたものです。どのような体験を夢と呼ぶか、その基準によって結果が影響されます。夢に現れた映像や音声などが鮮明で、1つの物語としてまとまったものを夢と呼ぶ研究者もいれば、少々まとまりが悪くて不鮮明でも、なにか映像や音声の

表1 レム睡眠とノンレム睡眠の夢の再生率
大熊（1967年）のまとめによる

研究者	被験者数	覚醒回数	再生率（％） レム睡眠	再生率（％） ノンレム睡眠
Dement	10	70	88	0
Rechtschaffen ほか	17	282	86	23
Orlinsky	25	908	86	42
Wolpert	8	88	85	24
Wolpert & Trosman	10	91	85	0
大熊	19	200	84	22
Foulkes	8	244	82	54
藤沢	10	?	80	50
Dement & Kleitman	9	351	79	7
Klemente	9	57	75	12
Aserinsky & Kleitman	10	50	74	7
Snyder & Hobson	10	320	72	13
Goodenough ほか	16	190	69	34
Snyder	16	237	62	13
Jouvet ほか	4	50	60	3

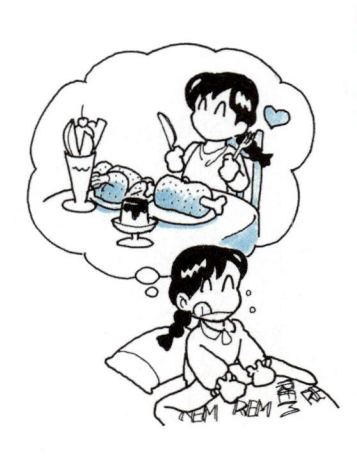

これまでの夢実験では、レム睡眠のときに夢を見ることが多く、ノンレム睡眠ではあまり見ないという結果になった

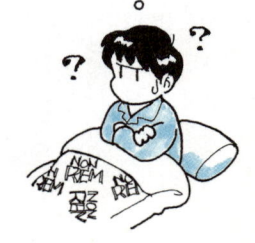

記憶があれば夢と考えてよいという研究者までかなり幅があり、後者の場合はノンレム睡眠中の夢の報告率が高くなっています。

これらの論文を読み比べてみると、レム睡眠の夢は鮮明な映像や音声、ときには皮膚感覚などをともなっており、登場人物の表情やふるまいなどもよくできたドラマになっています。これに加えて、怒り、恐れ、喜び、悲しみなどの激しい気分感情をともなっているものが多いこともわかりました。このような激しい気分感情の変化が、荒い呼吸や姿勢、表情など外からわかるほど強くなった状態を、心理学では「情動」と呼びます。

これに対して、ノンレム睡眠の夢は不鮮明で断片的、気分感情の変化をともなうこともなく、日常的で平凡な内容のものが多く、印象に残りにくいという特徴をもっています。ノンレム睡眠では夢を見ないといい切ってしまうと、これは誤りです。しかし、私たちがふつうに夢と呼んでいるものは、レム睡眠中の夢と考えてよいでしょう。

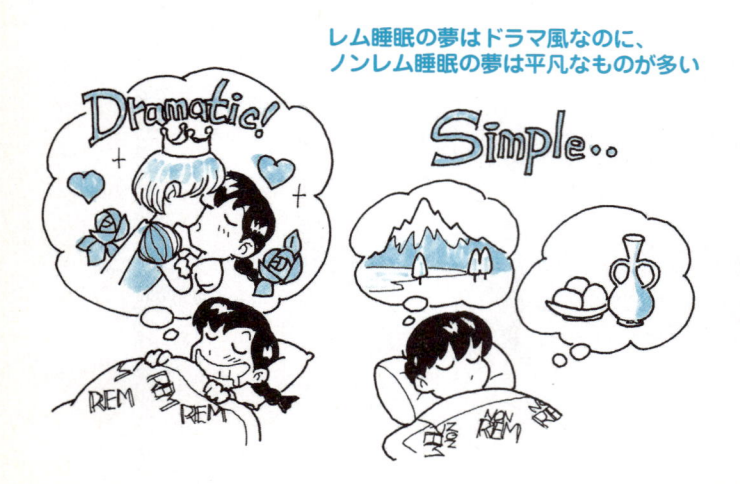

レム睡眠の夢はドラマ風なのに、ノンレム睡眠の夢は平凡なものが多い

睡眠中になぜ目が動くのだろう
ディメントの「走査仮説」

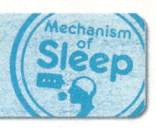

　超現実的で奇異な映像と奇抜な物語の展開が、レム睡眠の夢の特徴ですが、レム（急速眼球運動）は夢を見ることとどのような関係をもっているでしょうか。

　睡眠中に目が動くということは思いもよらないことだったと、レム睡眠の発見のところで書きました。人間の目の動きを研究する専門家は、覚醒している人の視線の動きを研究するのがふつうで、睡眠中に目が動くかどうかにはほとんど興味がありませんでした。ですから、当時の常識に従えばそのような判断はやむをえないことでした。

　ところがシカゴ大学のクライトマンは、アセリンスキーやディメントの指導教授ですが、古い文献に「夢を見ているときには目が小刻みにすばやく動くであろう」という記述があることに注目していました。ラッドという研究者が1892年に「夢を見ている人は、覚醒しているときと同じように夢の映像を目で追うので、眼球は動くであろう」と書いています。これをクライトマンは名著『睡眠と覚醒』(1963年) の中で引用しています。また同じページに、ジェイコブソンの1938年の論文から「人は夢を見ているときにしばしば目の動きが活動的になる。そこで寝ている人のまぶたの下で目が動くのが見えたら、その人を起こしてみるとよい。いま、夢の中でなにかを見ていたというだろう」という記述を引用しています。

　このような伏線を考えれば、睡眠中の乳児の眼球運動をアセリンスキーに観察させ、大学生をレム睡眠中に起こして、夢のあり・なしを問うという実験をディメントに指示したことは、周到

な研究計画のほんの1ページにすぎなかったのかもしれません。ディメントの一連の研究は、まさにこの路線の先端を行くものでした。ですから、ノンレム睡眠には夢はないと早々にいい切って、あとで批判を浴びて修正します。しかし、夢らしい夢がレム睡眠に多いことは、眼球運動と夢が密接に関係しているからだという考えには変わりありません。

彼は「夢の映像を目で追うので、急速な眼球運動が起こる」という「走査仮説」を提案します。「走査」という言葉は聞き慣れないかもしれませんが、ものをよく見ようとして水平方向に目を動かすことを、走査型の眼球運動と呼びます。学会発表の討論で、その根拠に提示したスライドが図1です。

図1の上2列が、左右の眼球運動です。左右のペンが向き合うように振れているのは、水平方向に眼球が運動していることを表しています。26回ほど目がほぼ等間隔で左右に動いています。下の脳波のチャンネルに示した矢印のところでこの人を起こして聞いてみると、「いま起こされるまで、2人の友だちが卓球をしているのを見ていました。私は卓球台のそばに立っていて、タマの動きを見ていたところでした。ちょうど長いボレーが続いているところでした」という答えが返ってきたというのです。夢の内容と起きる直前の目の動きは、驚くほどよく一致しています。

その後も、この走査仮説を支持する研究発表が次々と行われました。特に説得力があったのは、「夢に視覚映像がまったく現れない先天性の全盲の人には、レムが現れない」という報告でした。ところがこの研究にはすぐに反論がだされました。先天性の全盲の人では、夢に視覚映像が現れないことは広く知られていることですが、この人たちにもレム睡眠中には急速眼球運動が起こることが確かめられました。網膜に障害をもつ全盲の人では、網膜電位

がほとんど発生しないので、眼球に電位場ができないか、できても非常に微弱になるのが、発見されにくかった原因です。

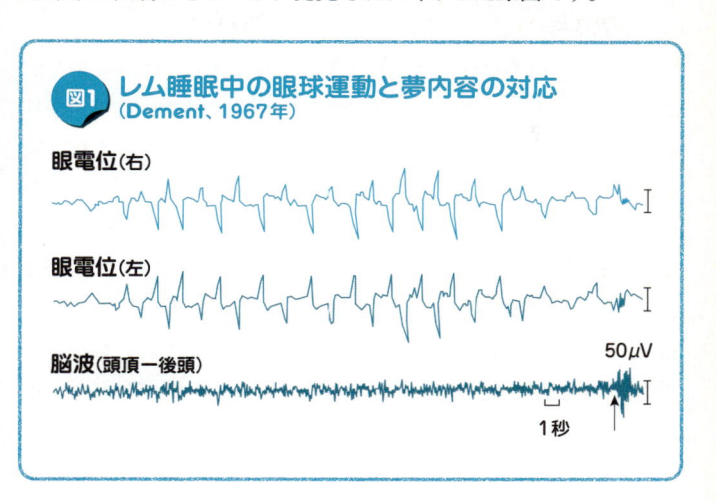

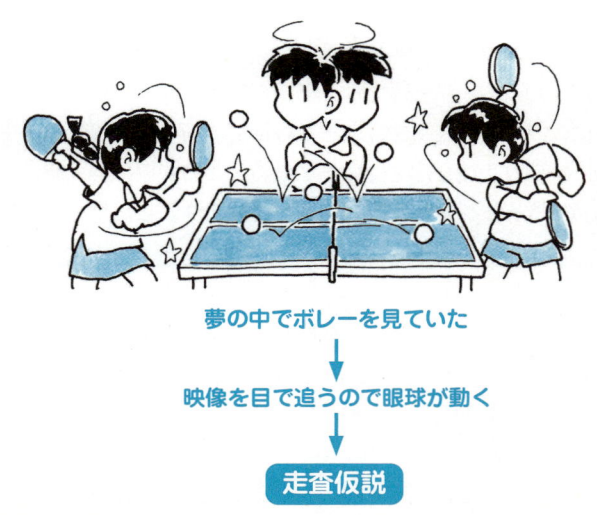

図1 レム睡眠中の眼球運動と夢内容の対応
(Dement、1967年)

眼電位(右)

眼電位(左)

脳波(頭頂−後頭)　50μV

1秒

夢の中でボレーを見ていた
↓
映像を目で追うので眼球が動く
↓
走査仮説

眼球運動を記録する

そこでグロスらは、セラミックフィルムを使って眼球運動を記録することにしました。この方法では、薄いセラミックフィルムをまぶたの上に貼りつけ、そのフィルムがゆがむと起こる電気的な変化を測ります（図2）。網膜電位は微弱でも、角膜のでっぱりが十分な人では、角膜がまぶたを下から押し上げて動くと、それによってフィルムがたわみます。このときに起こる電気的な変化を測って、目の動きを記録するのです。

図3の (a) は健常者の記録です。上の3チャンネルは目の動きを「眼電図法」という方法で記録したものです。4段目と5段目のチャンネルが、セラミックフィルムで測った目の動きを表します。セラミックフィルムで測定した記録は、眼電図とぴったり一致しています。そこでこの方法を使って、全盲の人のレム睡眠中に目が動くか動かないかを確かめてみました。

(b) はレム睡眠中の記録です。下の3チャンネルを見てください。脳波はうとうとした状態（睡眠段階1）を示し、筋電図（オトガイ筋）は脱力状態を示していますから、この状態はレム睡眠です。上から5チャンネルが眼球運動の記録です。ここでは記録器

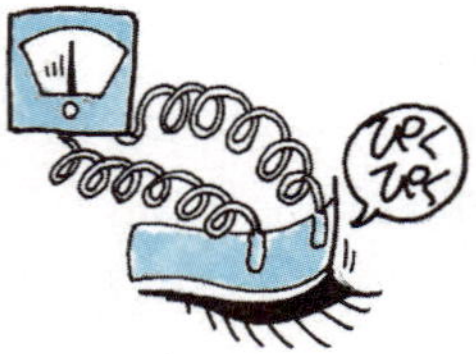

図2 セラミックフィルムの装着

ストレンゲージ法〔Gross ほか、1965年〕
閉眼時、角膜のすぐ上のまぶたが隆起した部分に装着する

の感度を健常者のときよりも2倍に上げて測定しているのですが、上3チャンネルの眼電図にはほとんど眼球運動を示す変動は見られません。ところがセラミックフィルムを使った4と5のチャンネルでは、みごとに眼球運動をとらえています。**夢に視覚映像がまったく現れない全盲の人にも、このような急速眼球運動が起こる**のですから、夢の走査仮説は否定されることになります。

ディメントの走査仮説はその後20年を経て、レムの直後に視覚情報処理が行われている証拠が提出されて、ふたたび息を吹き返しますが、それまでの間はこれに替わって「活性化・合成仮説」が登場します。

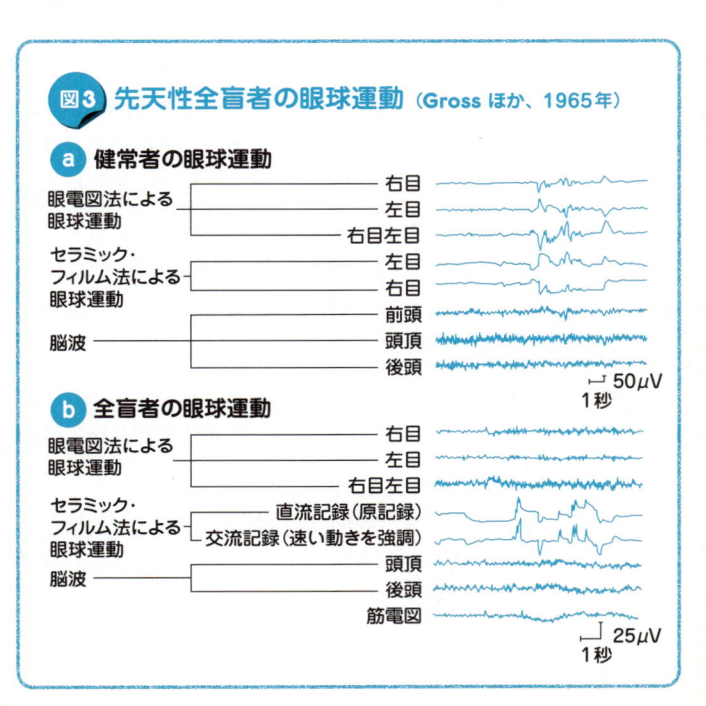

図3 先天性全盲者の眼球運動（Grossほか、1965年）

a 健常者の眼球運動

眼電図法による眼球運動
- 右目
- 左目
- 右目左目

セラミック・フィルム法による眼球運動
- 左目
- 右目

脳波
- 前頭
- 頭頂
- 後頭

$50\mu V$
1秒

b 全盲者の眼球運動

眼電図法による眼球運動
- 右目
- 左目
- 右目左目

セラミック・フィルム法による眼球運動
- 直流記録（原記録）
- 交流記録（速い動きを強調）

脳波
- 頭頂
- 後頭

筋電図

$25\mu V$
1秒

ホブソンとマッカレーの「活性化・合成仮説」

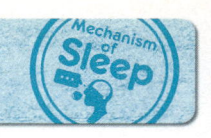

1977年に、ハーバード大学のホブソンとマッカレーは、ディメントとはまったく逆の仮説を提案して、世間を驚かせました。2人は、**「夢の映像があるから目が動くのではなく、目が動くので夢が生まれるのだ」**と考えました。これは、眼球の運動が刺激となって夢を生みだす脳の特定の場所が活性化し、そこで記憶の貯蔵庫から取りだされた断片的な映像が無理やり合成されてできたのが、レム睡眠中の夢なのだという考え方です。

眼球運動をコントロールする働きは、脳幹の「中脳」と「橋」と呼ばれる場所にあります。起きているときの眼球の運動は、大脳皮質の中央部にある「前頭眼野」と呼ばれる場所からでた指令が、脳幹の中脳と橋からなる実行システムに伝えられ、目が動くと考えられてきました。ところがホブソンらの仮説では、眼球運動の指令は、大脳皮質ではなく橋にあるレム睡眠の中枢からでると考えています。つまり、**眼球運動そのものにはあまり意味がなくて、眼球運動の直後に引き起こされる視覚系の情報処理システムの活性化が大事**だというのです。

さらに、レム睡眠中のほとんどすべての現象は、橋にあるレム睡眠の中枢がコントロールしており、夢の世界は橋が大脳皮質に描かせたバーチャルリアリティ(仮想現実)だということになります。この活性化・合成仮説はまさに逆転の発想で、その真偽をめぐって学会は大きく揺れました。

その後、ホブソンらは動物実験からわかったことを組み込んで仮説を補強し、説得力を高めました。こうしたこともあって、初めは奇妙な理屈だと思っていた多くの研究者も、起きているとき

に目を動かす神経システムと、レム睡眠中に目を動かす神経システムは、別のものではないかと考えるようになりました。

活性化・合成仮説とは？

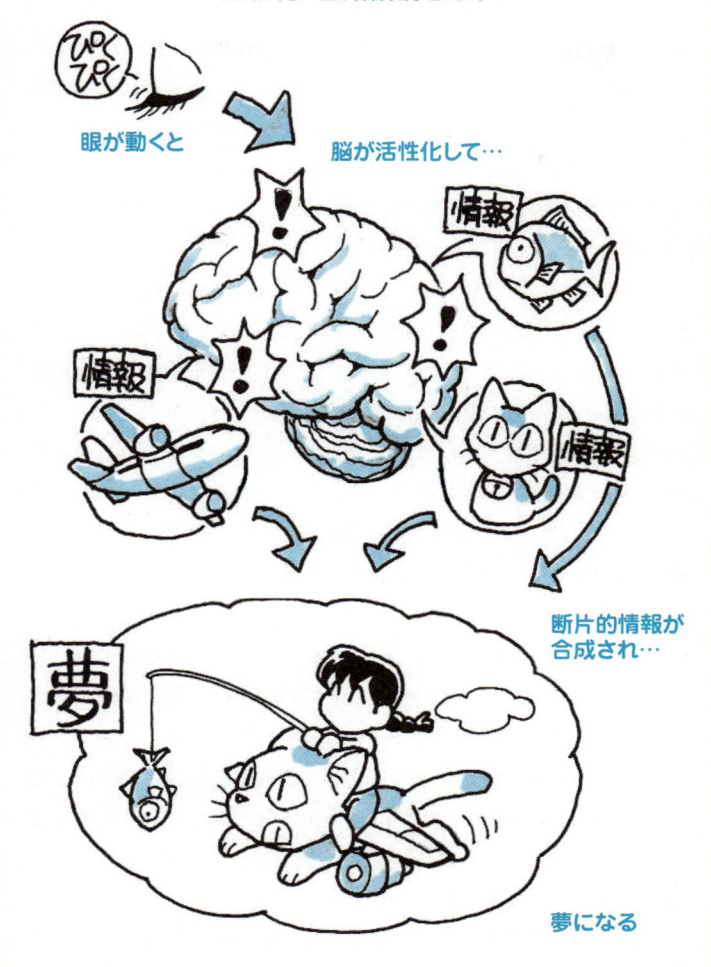

眼が動くと

脳が活性化して…

断片的情報が合成され…

夢になる

視覚映像は後頭部にある視覚野で処理される

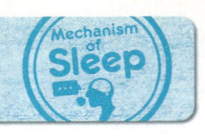

ここで、ものを見るという視覚的な認識が、どのような過程で実現されていくのか、簡単におさらいしておきましょう。

目の網膜がとらえた視覚映像は、網膜にある視神経によって神経情報に変換され、大脳半球のいちばん後ろ側にある後頭部の「視覚野」というところに送られます。図4は、大脳半球にある感覚と運動の中枢を示したものです。左側が鼻側で、右側が後頭部です。鼻の奥のすぐ上に、においの情報を分析する「嗅覚野」があります。大脳の中央部に帯状に分布しているのが、全身の筋肉に命令を送り出す「運動野」と、全身の感覚神経が集まっている「体性感覚野」と呼ばれるところで、これらが向き合っています。どちらも足に関係するものが頭の上側にあり、顔や手が下側に配列されているので、脳の中では上下が逆さになっているといえます。耳の穴の奥には、「聴覚野」があります。

これらの中枢部以外はなにをしているのかというと、過去の記憶やほかの中枢が分析した情報などを組み合わせて、より高度の認知活動を行っています。このような働きをする部位が、「連合野」と呼ばれるところです。左の側頭部で視覚と聴覚の中枢にはさまれた部分に、「言語野」があります。ここは、言語に関連するほとんどすべての処理を行う連合野です。ですから、なにかの原因でこの部分が壊れると言葉を理解できなくなり、言語障害が起こります。ちなみに、右半球では言語の処理はしていないのですが、同じ場所が壊れるとメロディーをたどることができなくなります。これを失音楽症といいます。

もっとも大きな連合野が、前頭部にある「前頭連合野」です。こ

こは、すべての連合野の情報を管理する最高中枢です。総合的な理解や意思決定などの高次の精神活動を担うとともに、人格や性格、自我、自意識など心理面の重要な働きを管理しています。

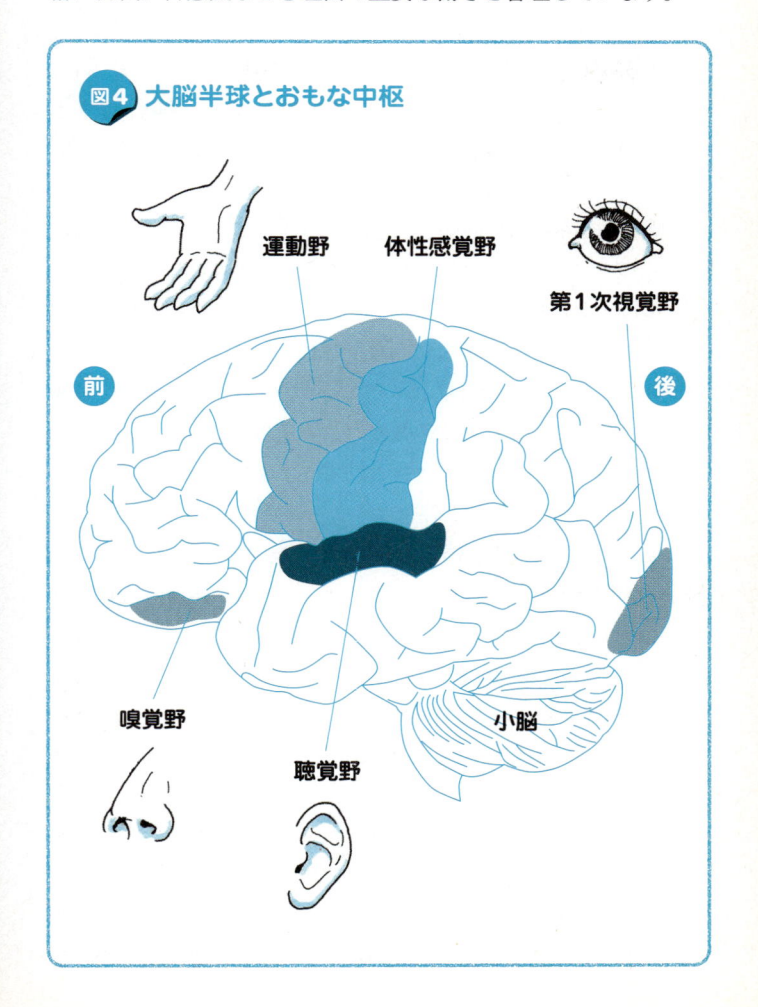

図4 **大脳半球とおもな中枢**

運動野　体性感覚野　第1次視覚野　嗅覚野　聴覚野　小脳

前　後

視覚情報をどう処理するのか

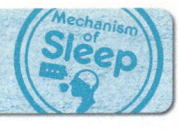

さて少し横道に入り込みすぎました。視覚情報にもどります。視覚情報は後頭部の「第1次視覚野」というところに送られると、**映像は細かな部分に分解されます。直線では水平、垂直、傾きといった特徴が検出され、あるいはなめらかな円弧や曲線などというように、図形の基本的な特徴が検出されます。**

こうしたばらばらに分解された映像の特徴情報は、すぐ上側の「第2次視覚野」で統合され、**意味のあるまとまりとして形や大きさ、奥行きなどが認識されます。**1次野に送られたばかりの映像情報は、神経系が読める情報に変換されていますが、スクリーン（網膜）に映された映像とほとんど変わりません。注目したい対象以外の背景までていねいに情報変換して送られてきます。そのため非常に多くの情報が次々と送られてきますので、脳は手早く大事なポイントをつかんで、注目すべき情報を2次野に送ります。

2次野ではその合成と復元が行われます。この復元の過程では「あるもの」だけが再現されるわけではなく、「ないもの」も作りだすことがあります。たとえば図5を見てください。これは有名な「カニッツアの主観的輪郭線」という錯視図形の一例です。aの図は3つの円弧が白い三角形をつまんでいるのが見えると思います。ところがこの三角形には輪郭線がありません。ないのですが、私たちにははっきりと三角形が見え、下にある逆三角形よりも上に浮き上がって見えます。物理的に存在しない輪郭線がはっきりと見えています。背景を黒にして、円弧がつまむ三角形も黒にしてみましょう（b）。黒と黒なので闇夜のカラスのように輪郭線は消えてしまいそうですが、やはりあざやかに浮きでて見えます。こ

れが2次野の作りだした主観的輪郭線です。

頭の上のほう(頭頂部と呼びます)では、さらに意味のあるまとまりが合成され、全体像が復元されます。ここでは**複数の対象の位置関係、それぞれの運動の速さや方向など、空間的な認識が行われます**。一方、2次野をでた視覚情報は、いま述べた頭頂部にある「頭頂連合野」に進む経路と枝分かれして別の経路を進み、側頭部(耳のそば)の連合野に進みます。色の情報は1次野で検出していますが、その情報はこの側頭部経路でくわしく調べられます。

また形態の分析では、ものの名前との照合が行われたり、人間や動物の顔を専門に認識する「顔ニューロン」も発見されています。この顔ニューロンは、完全な顔写真を見ると活発に活動します。まゆ毛や口、鼻などその一部が脱落すると、活動はやや低下しますが、やはり活動します。福笑いのように部品はそれぞれ正しくても、位置がデタラメで顔として認識できないときには、この細胞は沈黙してしまいます。顔の認知も、モンタージュ写真を合成

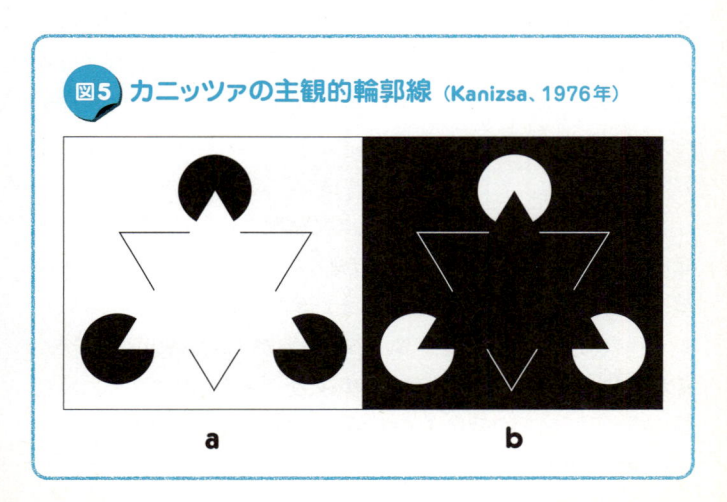

図5 カニッツァの主観的輪郭線 (Kanizsa、1976年)

a   b

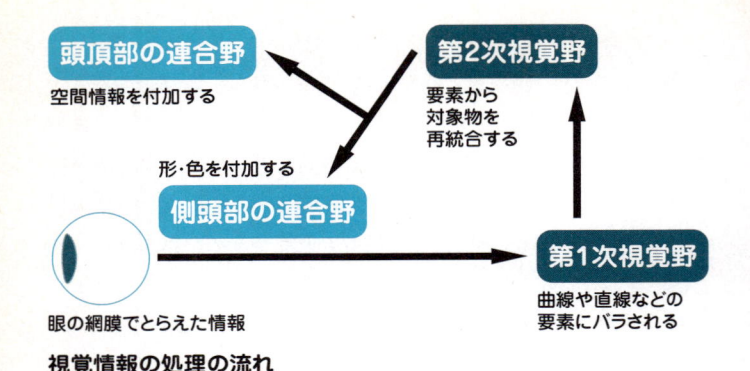

```
[頭頂部の連合野]          [第2次視覚野]
空間情報を付加する         要素から
                          対象物を
                          再統合する
         形・色を付加する
         [側頭部の連合野]
                                    [第1次視覚野]
眼の網膜でとらえた情報                曲線や直線などの
                                    要素にバラされる
```

視覚情報の処理の流れ

するように特徴的な部分を統合し、人の顔が合成されていることがわかります。

このように、網膜に映しだされた映像は神経の情報に変換されて第1次視覚野に送られ、そこで初期段階の特徴分析が行われ、2次野で意味のあるまとまりとして合成されます。さらに上位の視覚野では、空間的な位置関係や運動の速さ、大きさなどが処理される頭頂部経路を進むものと、ものの形や色に関して処理される側頭部経路を進むものとがあります。このようにして、1次野から大脳皮質の広い範囲に送りだされ、高次の処理が行われていることがわかったと思います。

さて、睡眠中は眼を閉じているので網膜にはなにも映っていませんから、網膜にある視神経は活動しないはずです。そうであれば、視覚野に興奮が起こることもまた考えられません。ところが、レム睡眠に入り、閉じたまぶたの下で目がキョロキョロ動くと、それにともなってあたかも映像情報を受け止めたかのように視覚野が興奮することが発見されました。1987年のことです。このことを次にお話ししましょう。

じっと見つめると視覚野にラムダ波が現れる

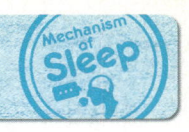

　ホブソンらの活性化・合成仮説が発表されてから10年ほど経って、早稲田大学の宮内 哲（当時は大学院生）らのグループが、レム睡眠中の眼球運動（レム）の直後に、起きている人がものを見ているときとそっくりの興奮が視覚野で起こることを発見しました。

　前述したとおり、網膜に映った映像はこの視覚野に運ばれ、ものを見るという認知処理が進みます。それまでにも、**ものをじっと見ているときには、後頭部の脳波にV字型の波が頻繁に現れる**ことがわかっていました。脳波学では、ローマ字ではなくギリシ

ラムダ波とそれに似たラムダ様波の違いは…

じっと見るとラムダ波がでて、情報を認識する

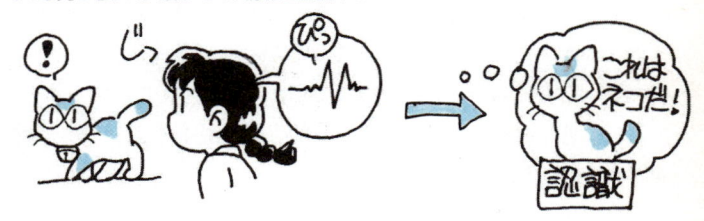

眠っていて目が動いたあとにラムダ様波がでて、見てもいないのに情報が組み立てられて「夢」になる

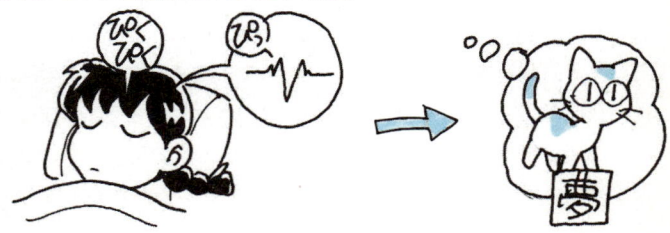

ャ文字を使って名前をつける習慣があるので、このV字型の波はギリシャ文字のラムダ（Λ）によく似た脳波として、「ラムダ波」と名づけられています。このラムダ波は、視点が目標に到達して止まると、その瞬間に出現します。目が止まった瞬間に網膜がとらえた映像は、ただちに後頭部にある視覚野に運ばれて、映像情報の処理が始まるわけです。このときに発生する脳の処理電位が、ラムダ波として観察されるのです。

まぶたを閉じた状態のときは、目だけをいくら動かしてもラムダ波は出現しません。また、たとえ目を開けていても、なにも見えない真っ暗な部屋で目を動かした場合は、ラムダ波がでません。網膜からの情報がないのですから、これは当然のことです。つまり、**目が動くから視覚野が興奮するのではなく、網膜から映像情報が送られてくるからラムダ波が現れる**のです。

宮内らの発見によって、レム睡眠中の眼球運動（レム）の直後にラムダ波とよく似た波が出現することは、そのとき脳はなにかを見ていたと考えることができそうです。

図6は眼球運動の開始点でそろえて、後頭部に現れたラムダ波を平均したものです。このようにすると、ラムダ波以外の脳波成分が取り除かれ、ラムダ波の形や大きさがはっきりと見えてきます。いちばん下のチャンネルが眼球運動で、縦の点線が運動の開始点です。上から2番目の記録が、起きている人が写真を見ているときに出現したラムダ波です。1の鋭い波は、目が動くことで発生する眼球運動電位です。2と3がラムダ波です。その下の記録は、目を閉じて目だけを動かしたときのものです。2と3の波はまったく観察できません。ところがいちばん上のレム睡眠中の眼球運動では、ラムダ波とよく似た波が現れているのがわかるでしょう。振幅も小さく、ややつぶれていますが、2と3の波が出現して

います。この結果から、レム睡眠中には目が動くたびに脳はなにかを見ているといえそうです。

この研究は世界的な注目を集め、とりわけ走査仮説を支持する研究者に勇気と元気を与えました。目が動くから夢が生まれるのではなく、夢の映像を目で追うからラムダ波が現れるのだという考え方が、ふたたび注目されることになりました。

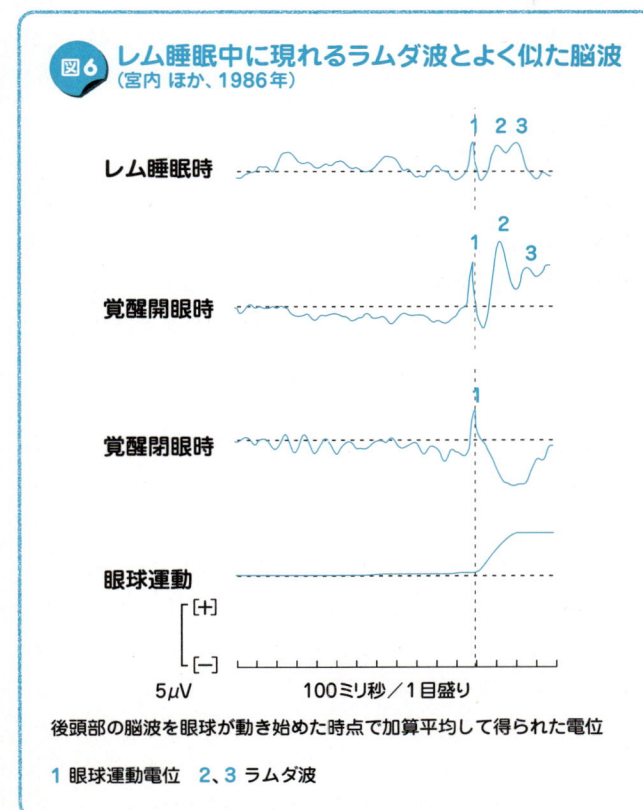

図6 レム睡眠中に現れるラムダ波とよく似た脳波
（宮内 ほか、1986年）

レム睡眠時　1 2 3

覚醒開眼時　1 2 3

覚醒閉眼時　1

眼球運動

5μV　　100ミリ秒／1目盛り

後頭部の脳波を眼球が動き始めた時点で加算平均して得られた電位

1 眼球運動電位　**2、3** ラムダ波

脳の画像解析でも視覚野の興奮がとらえられている

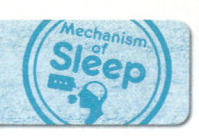

　レム睡眠になると、後頭部の視覚野や脳の深い場所にある情動の神経回路に沿って脳の活動が活発になることは、機能的磁気共鳴画像装置（これはfMRIといったほうがわかりやすいかもしれませんね）などの現在活動している脳の場所をカラー画像で示す技術によって確かめられています。脳の血流は、活発に活動している部位に必要以上の酸素を供給する不思議な癖があります。そのため、酸素をもったヘモグロビンが過剰に集まっている場所を調べれば、脳のどこが活性化し、そこで生みだされた情報がどこで合成されているかを知ることができます。

　これまでの研究から、**夢の映像を生みだすのは視覚野で、生まれた映像を連合野で意味のあるまとまりに合成している**であろうと考えられています。一方で、脳の深いところにある情動と記憶の回路にも興奮が起こり、これがレム睡眠の夢に情動的な色づけをしているのであろうと考えられています。

　これらの脳画像解析法は、活性部位の位置や距離、大きさなど空間的な解像度は非常に高く正確なのですが、血液の移動や分布を測るのに時間がかかってしまい、活性化した部位がどの順番で興奮したのか、あるいはすべてが同時に活性化したのかという、時間変化を追うのにはややもの足りないところがあります。そこで、活性化している場所の正確な情報をfMRIなどで確かめておき、時間変化に敏感な別の測定方法と組み合わせて、情報の流れやその意味を解析する方法が使われるようになってきました。

　リエージュ大学（ベルギー）のマッケのグループは、1996年に「PET」という方法でレム睡眠中に活性化する部位を調べています。

図7 情動と記憶の回路で重要な役割をはたす脳部位

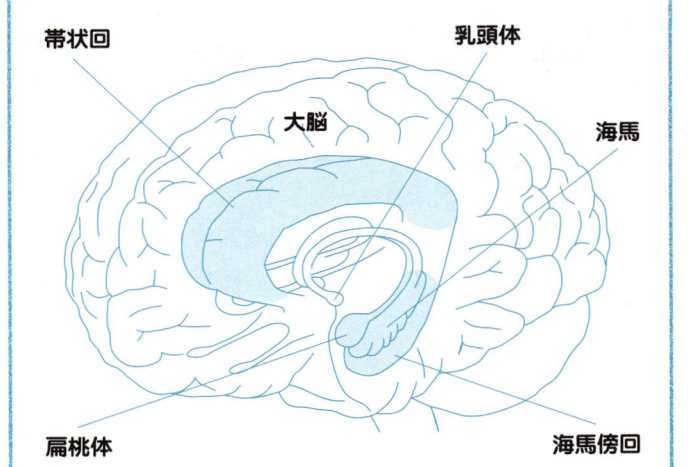

- 帯状回
- 乳頭体
- 大脳
- 海馬
- 扁桃体
- 海馬傍回

海馬	記憶の中枢
海馬傍回	大脳と海馬・扁桃体を結ぶ経路
扁桃体	情動を司る中枢。好き、嫌いを判断する
帯状回	不安の発生と関係する
乳頭体	記憶と情動に関係する

PETは、放射線を使って血液が過剰に供給されている部分を調べる画像解析法です。**レム睡眠では、論理的な考えを進めるのに重要な前頭連合野の血流が下がり、レム睡眠の中枢である橋や、恐怖や不安など情動に関係する扁桃体など、脳の深い部分で血流が高まっているのがわかりました。**奇妙で飛躍の激しい物語の展開は、前頭葉の論理的思考回路の活動が下がっているためであり、レム睡眠の夢にハラハラ、ドキドキする情動的ドラマが多いのは、情動回路が激しく興奮しているためと考えることができます。

　これに続いて、アメリカの国立衛生研究所のブラウンのグループも、1998年に同じPETを使って、レム睡眠中の脳の活性部位を調べています。この研究で興味深いのは、視覚野の興奮です。第1次野にはまったく血流の増加は見られないのですが、2次野では起きているときよりも血流が増加していることがわかりました。つまり、宮内らの発見したレム睡眠中に現れるラムダ波によく似た波は、1次野ではなく2次野であったと考えることができます。

　第2次視覚野は、1次野から送られてきた映像の特徴ごとに分解された断片をつなぎ合わせて、意味のあるまとまりに再合成するところです。起きているときのように網膜の情報が1次野に送られてきたわけではなく、**別の経路からの情報で2次野がいきなり活性化して、映像を合成し始めている**と考えることができます。主観的輪郭線の話を思いだしてください。2次野でも実際には存在しない輪郭線を作りだして、認識させるくらいの力をもっています。記憶の貯蔵庫から取りだした記憶断片をうまくつなぎ合わせて、「ありそうな映像」を作ることは十分考えられることです。

ラムダ波とラムダ様波の発生源を探る

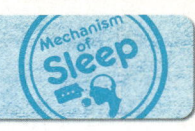

　そこで、筆者を含む広島大学のレム睡眠研究チームは、まずレム睡眠で出現するラムダ波によく似た波が、1次野ではなく2次野に出現しているのかを確かめることにしました。ラムダ波に波形はよく似ていますが、同じものではない可能性があるので、ここからはこの波を「ラムダ様波」と呼ぶことにします。

　広島大学のレム睡眠研究チームは、ラムダ波とラムダ様波が脳のどの場所で発生した神経興奮であるか、その電源部を数学的なシミュレーションで推定することにしました。

　小川景子（当時大学院生）をリーダーとするグループは、まず図8のようなパネルを使ってラムダ波を測定しました。この2枚のパネルには、それぞれ20個の動植物の絵が描かれています。実験参加者はあご台で頭を固定した状態で、2つのパネルの対応する位置の絵を見比べて、同じか違うかを判断し、その数を記憶します。

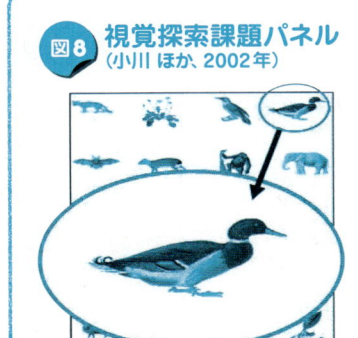

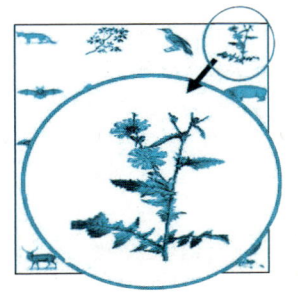

図8 視覚探索課題パネル
（小川 ほか、2002年）

2つの絵を見比べるために必要な眼球の回転は15度で、これはレム睡眠中に現れるレムの平均的な回転角度に合わせました。

その結果が図9です。右側の波形を見てください。図6の宮内先生の図とはプラスとマイナスが逆になっていますので、比較するときは頭の中で図形を反転してください。

P1とP2の波がラムダ波で、P1は後頭部がもっとも大きな振幅を示していますが、P2は後頭部とそれより少し上側の頭頂後頭部で振幅はほとんど変わっていません。頭皮上でとらえたラムダ波によって起こった電流の強さを、地図に描いたものが左のパネルです。上が鼻側、下が後頭部側を示し、頭を上から見た図になっています。色違いの等高線で描かれた部位が、ラムダ波が高振幅

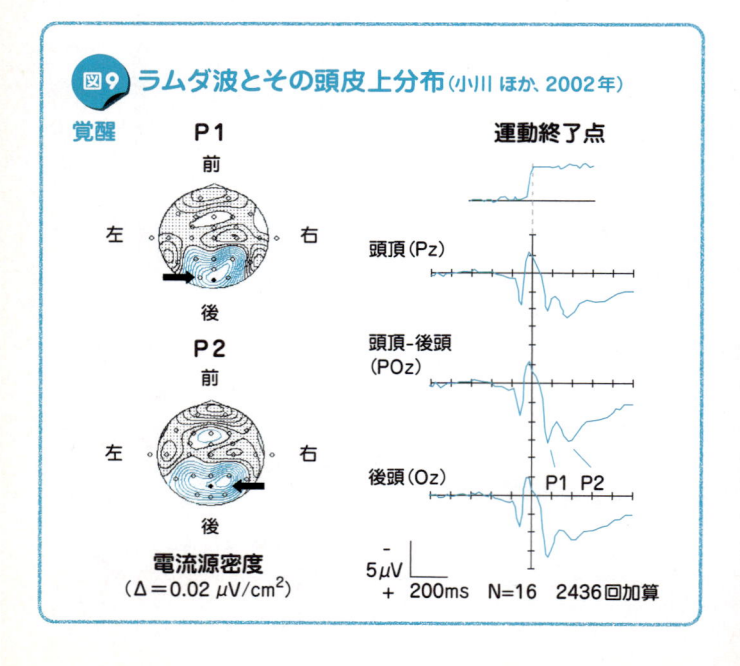

図9 ラムダ波とその頭皮上分布 (小川 ほか、2002年)

覚醒

P1
前
左　　右
後

P2
前
左　　右
後

電流源密度
($\Delta = 0.02\ \mu V/cm^2$)

運動終了点

頭頂 (Pz)

頭頂-後頭 (POz)

後頭 (Oz)　　P1 P2

$5\mu V$　200ms　N=16　2436回加算

で出現したことを示しています。P1は後頭部の中央、P2は少し上の頭頂後頭部が優勢であることがわかります。ここから、初段の処理（P1）は第1次視覚野で行われ、2段目の処理（P2）は第2次視覚野で行われていることが推測されます。

それでは、レム睡眠で出現するレムとラムダ様波の関係を調べてみましょう。図10はその結果を示したものです。図の見方は図9と同様です。ラムダ様波は頭頂後頭部に優勢で、P1とP2の2つのピークはややつぶれていますが、確かに出現していました。覚醒中の視覚探索課題（絵合わせ課題）では、初段処理に相当するP1は後頭部が優勢でしたが、レム睡眠中では後頭部のP1とP2はくっついてしまい、区別がつきません。左側の頭皮上の電流マップ

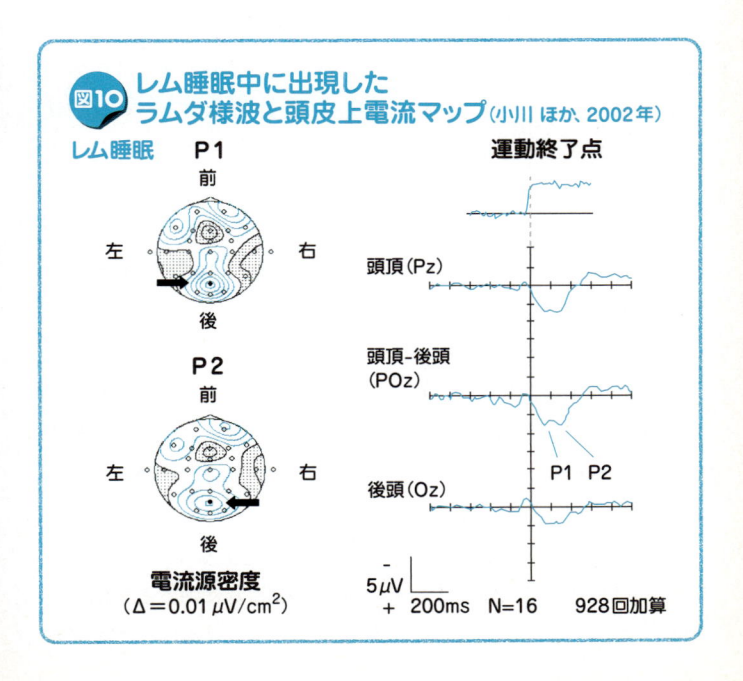

図10 レム睡眠中に出現したラムダ様波と頭皮上電流マップ（小川 ほか、2002年）

レム睡眠　P1
運動終了点
頭頂（Pz）
頭頂-後頭（POz）
後頭（Oz）　P1 P2

電流源密度（$\Delta = 0.01\ \mu V/cm^2$）

$5\ \mu V$　200ms　N=16　928回加算

で調べると、P1とP2のどちらも頭頂後頭部が優勢です。このことは、レム睡眠ではレムの直後にラムダ様波が確かに出現するのですが、それは1次野から2次野へと処理が進行するのではなく、いきなり2次野に活性化が起こり、処理が進行していると推測されます。

この結果は、すでに述べたブラウンのグループの「レム睡眠中は第1次視覚野の活動には変化がないが、2次野に血流の増加、つまり活発な神経活動が起こる」という報告と一致しています。しかし、電流マップは頭皮上の分布を示しているだけで、その優勢部位のすぐ下が電流の発生源であるという保証はありません。確かに、優勢な部位の重心方向に電源があると推定することは、それほど見当外れなことではありませんが、電源の深さがわからないと、頭皮上にたどりついた電気信号が本当に視覚野からでてきたものかはっきりしたことがいえません。そこで、このデータを3次元解析プログラムにかけて電源を推定してみました。その結果をまとめたものが図11です。

上のパネルの左の図は起きているときのラムダ波です。右は推定された電源部を示しています。この図は、人の脳の標準的なMRI画像の上に、推定した電源を色で示しています。図の左が前頭部、右が後頭部で、白く抜けているところが大脳皮質です。ラムダ波の電源は、P1が大脳皮質の第1次視覚野と2次野の一部を含む領域にあると推定されました。P2は1次野と2次野の両方を含む広い範囲に推定され、1次野と2次野の神経が緊密に情報交換をしていることがわかりました。

次に、レム睡眠中に現れたラムダ様波の電源を調べてみると、下のパネルになります。この波の電源も視覚野にあることがわかりました。しかしよく見ると、P1の電源はラムダ波に比べてずっ

と上のほうの頭頂部よりに現れており、しかも神経活動が活性化している範囲もかなり小さいことがわかります。また、1次野に活性化が見られず、いきなり2次野が活性化しているのがわかります。

P2に注目すると、1次野と2次野の両方を含む広い範囲に活性化の範囲が広がっています。この段階では、起きているときのラムダ波とよく似た神経活動が起こっており、視覚野の広い範囲の神経に動員をかけて、「意味のある映像」を合成している様子がうかがえます。小川の解析結果から、レム睡眠中の急速眼球運動（レム）の直後に視覚野が活性化し、夢の映像を合成している可能性が確かめられました。

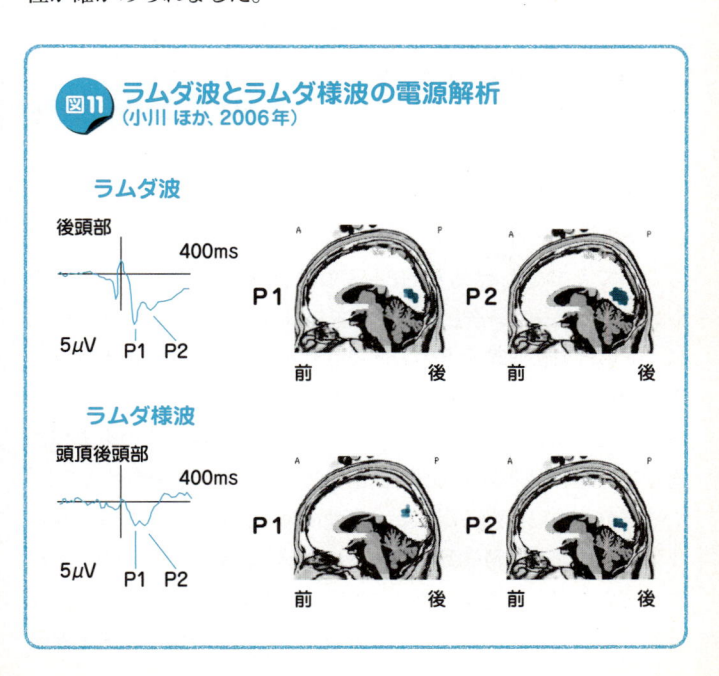

図11 ラムダ波とラムダ様波の電源解析
（小川 ほか、2006年）

ラムダ波

後頭部 400ms
5μV　P1　P2

P1　前　後
P2　前　後

ラムダ様波

頭頂後頭部 400ms
5μV　P1　P2

P1　前　後
P2　前　後

第2次視覚野が活性化する理由

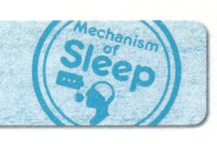

　この結果を走査仮説にあてはめると、夢の映像が先に現れ、それを目で追うので眼球運動が起き、その直後にラムダ様波が現れるのですが、網膜からの映像情報がこないために、第1次視覚野の活動を省略して2次野に活性化が起こり、映像情報の処理が進行した、と考えられます。レム睡眠中は、眼球運動がないときでも後頭部の視覚野が活性化していることが確かめられていますから、眼球運動の前に夢の映像が現れていると考えることは、それほど無理な仮定ではありません。眼球運動がまったくないノンレム睡眠でも、視覚映像をともなった夢が見えるのですから、眼球運動の前に夢の映像があると考えてもよいでしょう。

　いきなり2次野が活性化したことも、意味のある映像を作り上げるには、第1次野の特徴検出システムなどの応援が必要になり、起きているときとは逆向きに、2次野から1次野へと活性化範囲が広がったと考えることもできます。

　ここで大事なことは、走査仮説では「夢の映像を目で追うのでレムが起こる」というところです。起きているときの眼球運動には、その直前に眼球をどの方向にどれくらいの速さで回転させるかという、眼球運動を制御するための運動プログラムを組み立てるプロセスがあります。このプログラムは、大脳皮質の中央部にある「前頭眼野」という場所で準備されます。この準備が始まると、この部位の神経活動が高まり、運動準備電位が頭の中央部に現れます。意図的な眼球運動には、その直前に準備電位がかならず起こります。もし夢の映像を目で追っているのなら、レムの直前に準備電位がでているはずです。そこで小川は、この眼球運動準備

電位がレムの直前に現れるかを調べることにしました。

図12は、映像を目で追っているときの眼球運動に先行して起こる準備電位を示したものです。この電位は眼球運動に先行しておよそ0.6秒前から出現し、眼球運動が起こる直前の0.1秒から0.15秒で最高点に達します。そこで眼球運動の開始点でそろえて脳波を加算し、準備電位がでているかどうかを調べました。

その結果が図13です。左側が絵合わせ課題をしているときの眼球運動準備電位です。頭の中心部から頭頂部にかけて上向きの振れ（陰性電位）が現れています。ところが右側に示したレム睡眠中の眼球運動には、このような陰性電位の増加は見られません。レム睡眠中の眼球運動はなんの準備もなく、突然動きだしています。つまり、大脳皮質の指令を受けずに勝手に動いているようです。こうなると、夢の映像を目で追うからレムが起こるという仮説は、説明が苦しくなってきます。

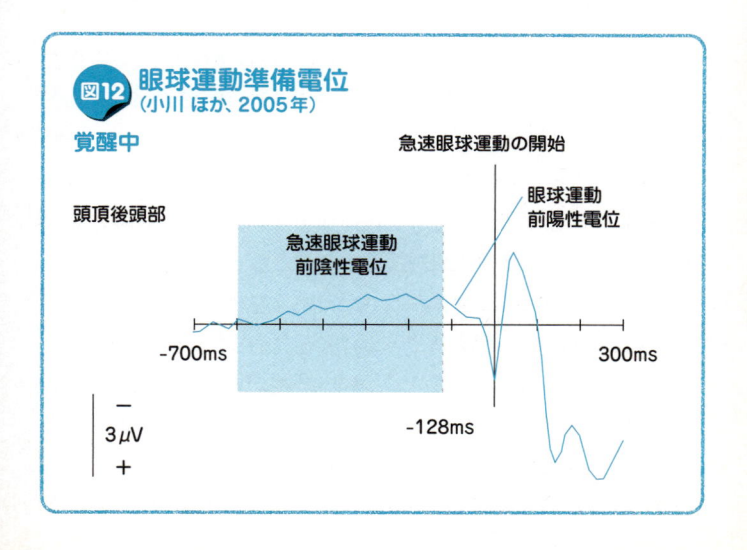

図12 眼球運動準備電位
（小川 ほか、2005年）

覚醒中

頭頂後頭部

急速眼球運動前陰性電位

急速眼球運動の開始

眼球運動前陽性電位

-700ms　　-128ms　　300ms

3μV

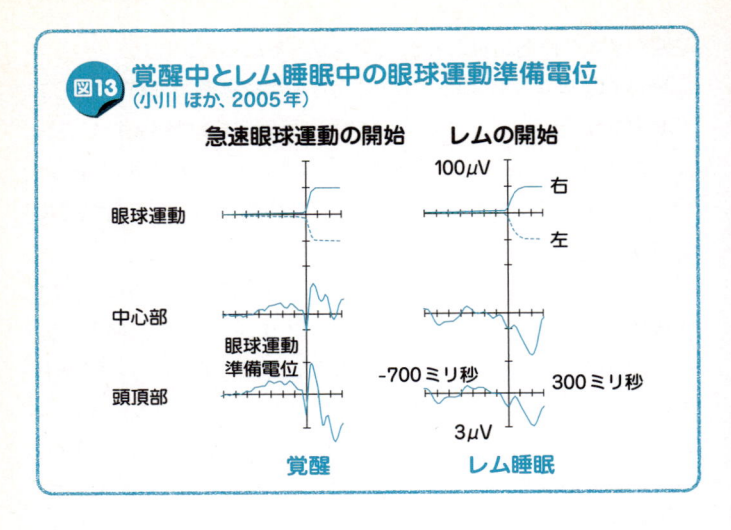

図13 覚醒中とレム睡眠中の眼球運動準備電位
（小川 ほか、2005年）

急速眼球運動の開始　　レムの開始

眼球運動　　　　　　　　　100μV　　右
　　　　　　　　　　　　　　　　　　左

中心部

　　　　　　眼球運動
　　　　　　準備電位
頭頂部　　　　　　　　　-700ミリ秒　　300ミリ秒
　　　　　　　　　　　　　　3μV

　　　覚醒　　　　　　　　　　レム睡眠

　そこで小川は、ホブソンとマッカレーの活性化・合成仮説にあてはめて、これまでのデータをもう一度整理してみました。レムは夢の映像を目で追うという随意運動である可能性がなくなりましたので、大脳皮質以外の指令で動いているはずですが、それがどこかはまだわかりません。仮に脳幹（橋）にあるレム睡眠の中枢がすべての現象を管理しているとすれば、ここから眼球運動の指令をだしていると考えるのも妥当な推論といえます。**脳幹からでるランダムな神経信号や眼球運動が刺激となって視覚野が活性化し、そこで夢の映像が生まれる**のだという解釈は、小川のこれまでのラムダ様波の解析結果とよく対応しています。

　また、レム睡眠の夢が奇妙で論理の飛躍があるなどの特徴をもつことは、前頭葉に活性化が起こらなかったことからも納得できます。レム睡眠の夢に奇妙な映像が現れるのは、レム睡眠中に活性化する視覚野が2次野であるということも、その理由に挙げら

れるかもしれません。2次野は1次野が読み取った映像の特徴的な断片を合成して、意味のあるまとまりをつくるところです。このときに抽出した特徴が、もとの映像のどこにあったかがわかっていれば、合成のときにそれほどひどい間違いは起こさないはずです。もちろんカニッツアの主観的輪郭線のように、ありもしないものを平気でつけ加えたりすることもありますが、これはごくまれなことで、見落としていた部分を合理的につなぎ合わせて復元作業が進みます。

ところが、レム睡眠中にはもとの映像がなくて、いきなり映像断片をつなぎ合わせて映像を合成しなければなりませんから、別の人の目鼻に口や眉をつけてしまうことも起こりうることです。こうしてどこか見覚えがあるが、まったく見たこともない人物が夢の中に登場することも説明できます。確かに、橋や中脳など脳幹から発信されるランダム信号でレムが起こるたびに映像がつくられ、それが次々と夢の中に登場すると、ドラマの意外な展開や突然の終結などといった気まぐれな夢の特徴をうまく説明できそうです。しかし、頻繁に眼球運動が起こり、なんの脈絡もなく人や風景が次々と夢の舞台に登場すると、物語の筋書きが維持できなくなり、しまいには支離滅裂でわけのわからないものになってしまいます。実際にはこのようなことはほとんど起こらず、夢はかなりしっかりした筋書きと構成をもっており、どこか思いあたるふしがあるような印象が残ります。

このように考えると、ホブソンとマッカレーの活性化・合成仮説はかなりの説得力を発揮するのですが、**夢の文脈を維持管理する装置がないと、夢が暴走する可能性があります**。このことに気がついて、夢理論を構築した研究者がいます。国立精神神経センターの大熊輝雄先生です。

大熊の「感覚映像・自由連想仮説」

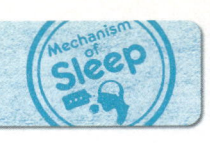

1992年に発表された「感覚映像・自由連想仮説」は、夢が生まれる過程に連想過程を組み込むことによって、夢の暴走を抑えようという画期的な理論です。この仮説では、眼球運動のたびに映像が生まれるところはホブソンらの活性化・合成仮説と同じですが、同時に連想過程が働き、次の眼球運動で生まれる映像は、1つ前の映像と連想関係にあるものが準備され、選ばれるとしています。つまり、**夢はランダムに生みだされた映像の集まりではなく、互いに連想関係にある映像が連続することによって、ストーリーを維持している**のです。連想過程は、その人の心の発達を色濃く反映しますから、夢のテーマや展開には、その人の人柄や生い立ち、もの見方や考え方が投影していると考えると、それほど突飛な考えではないといえます。

さて、この連想過程は前頭葉背側部の連合野が活性化しているときに最大の力を発揮しますが、これまでの研究から、レム睡眠

感覚映像・自由連想仮説とは…

目の刺激から生まれる映像（夢）が、
骨→イヌ→ネコ→マタタビ
のように、連想関係をもって準備されるので、
ドラマのような展開になるという考え方

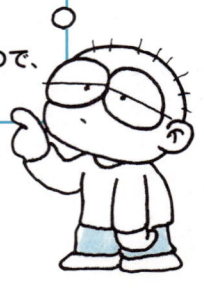

図14 眼球運動の直前にでる脳電位
(阿部 ほか、2004年)

眼球運動前陽性電位(PSP)
覚醒

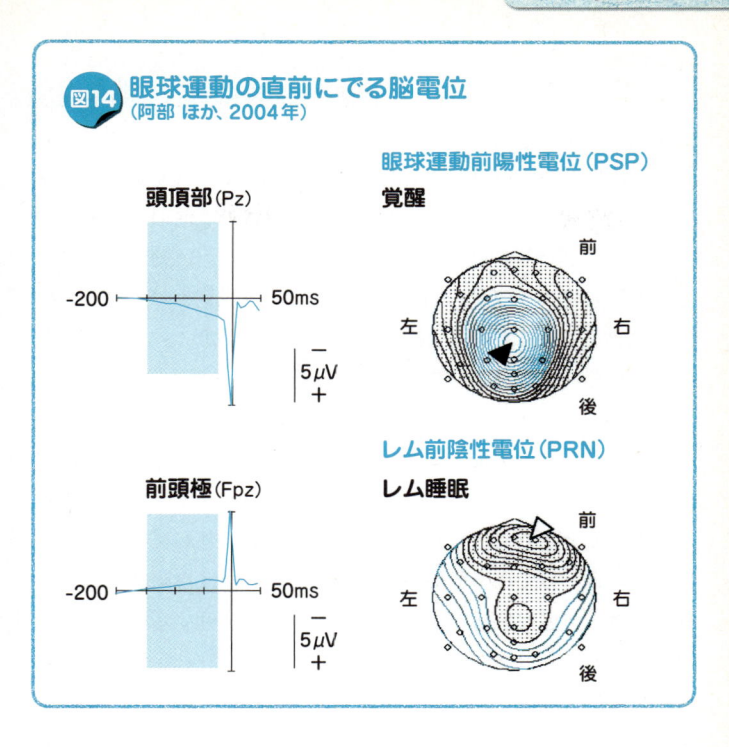

頭頂部(Pz)

レム前陰性電位(PRN)
レム睡眠

前頭極(Fpz)

中に前頭葉背側部が連想過程を管理している可能性はほとんどありません。そこで、夢の材料は脳内の記憶貯蔵庫から比較的まとまった記憶を呼び起こし、これをうまくつなぎ合わせることによってストーリーが維持されている、と考えることにしてみましょう。連想過程は、次の眼球運動が起こる前に、連想関係にある記憶を夢の材料として準備しなければなりません。眼球運動の準備電位を調べた小川の研究では、レムの前には運動準備電位はでませんでした。ところが、このチームにいた阿部高志(当時大学院生)は、レムの直前には眼球運動の運動プログラムではなく、もっ

と別の神経システムが準備態勢に入っていたのではないかと考えました。そこで、レムが起こる直前の脳波を解析し、レム睡眠と覚醒状態を比較したのです。

その結果が図14です。上の図の左は、覚醒中の人が点滅する標的を次々と目で追っていく課題で、眼球運動の直前の脳波から求めた「眼球運動前陽性電位」(PSP)です。これは、運動準備電位の最終段階に現れる波で、0.1秒前あたりから直前にかけてプラスの方向に変化するごく微弱な波です。右はその電流マップで、頭を上から見た図になっています。上が鼻側、下が後頭部です。

図の中心部と頭頂部のちょうど中間に優位部位があります。これは定説どおりの波形と頭皮上分布といえます。つまり、この電位の変化は、眼球運動に必要な制御信号の決定と、眼球運動にともなって姿勢を立て直すためのプログラムを組む過程を反映しています。目だけでは追い切れない標的のときは、自動的に首が回転し、さらに肩や胴体が回転しますが、この連動する動きはこのプログラムによっています。

では、レム睡眠ではどうでしょうか。図14の下を見てください。中心頭頂部にはやはりなにも変化は見つかりませんでしたが、前頭部の最前端で額のすぐ上（髪の生え際で前頭極と呼びます）には、マイナス方向に振れる微弱な波が見つかりました。右の電流マップでも、前頭部優位に出現していることがわかります。このマイナスの電気変化は、これまで誰も見つけたという報告がありません。そこで阿部は、この波を「レム前陰性電位」(PRN)と命名しました。電流マップを見比べてみると、レム睡眠中には、覚醒中とはまったく違う場所で神経活動が高まっていることが推測されます。そこで、この眼球運動前陽性電位(PSP)とレム前陰性電位(PRN)は、脳のどこで発生しているのか電源を調べてみました。

レム前陰性電位の探求

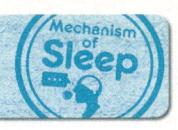

　その結果を示したのが図15です。上のパネルが、覚醒中に出現した眼球運動前陽性電位（PSP）の代表的な波形と、推定した電源を脳のMRI画像の上に示したものです。電源は大脳皮質の中心部に推定されました。ここは「補足眼野」と「補足運動野」と呼ばれる部位が含まれています。補足眼野は、眼球運動の運動プログラムを組んでいるところです。また、補足運動野は姿勢制御のプログラムをつくっています。対象を目で追うときにもっともよい姿勢が取れるように、あらかじめ準備します。この電位の電源はこれまで報告されている多くの研究と一致していますので、この3次元解析プログラムの推定結果は、妥当なものと考えることができ

図15　眼球運動の直前に起こる脳の活性化部位
（阿部 ほか、2004年）

眼球運動前陽性電位
頭頂部（Pz）

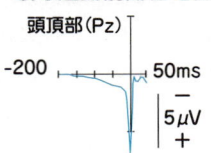

LORETA法による電源推定

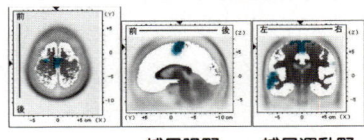

補足眼野　　補足運動野（BA 6）

レム前陰性電位
前頭極（Fpz）

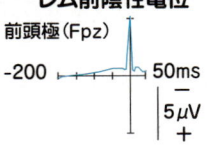

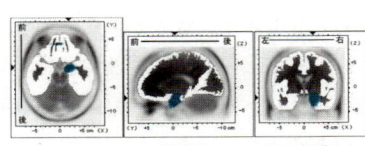

扁桃体　　海馬傍回

ます。

次に、レム睡眠のレムの直前に起こった陰性電位（PRN）の電源を調べてみました。すると電源は脳のいちばん深いところに推定されました。解析する前に立てた予想では、前頭部優位に電流が分布していますから、前頭連合野のどこかで興奮が起こり、連想過程を管理しているのではないかと期待しました。ところが、それよりもずっと深いところで、上あごのすぐ上です。この場所は、情動と記憶のネットワークで重要な拠点です。レム睡眠に入るとこの部位の活動が活発になることが、多くの動物実験や脳画像解析法を用いて人間でも確かめられてきました。ですから、これらの部位が候補に挙がっても、それほどおかしなことではないのですが、脳波の場合には、電源があまり深いところにあると、さまざまな組織を通過するたびに電流や電圧が下がってしまい、頭皮上の電極にたどりつくまでに消えしまうと考えられてきました。

データを追加し、分析プログラムも新しく開発されたものに変えて再整理してみますと、レム前陰性電位（PRN）の電源は、前頭部の底部から扁桃体と海馬傍回というように、広い範囲に活性化が起きていることが確かめられました。**この情動と記憶の回路がレムの起こる直前に活性化することは、次に取りだす夢の映像にあらかじめ気分、感情、あるいはもっと激しい情動の色づけをし、これに関連した情動的な記憶も、眼球運動に先立っていつでも取りだせるように態勢を整えたと考えられます。**

人や動物にとって危機的な体験は、強く印象に残って記憶に刻み込まれます。その後は似たような事態に遭遇したら、この記憶が呼び起こされ、ただちに回避するか、攻撃態勢に切り替えて身がまえます。**生き残り戦略では、情動的な記憶こそが重要な記憶**

なのです。笑ったり喜んだりした記憶ももちろん大切です。幸せを逃がさないためにも、このような記憶は平凡な記憶よりも印象に残り、深く刻み込まれます。記憶の中でもホットで重要な位置を占める情動的な体験の記憶が、レムの直前で活性化し、準備態勢に入るということは、大熊先生の感覚映像・自由連想仮説を検討するうえでとても重要なポイントです。阿部はこの情動と記憶

> 自分にとって**危機的な状況**は、
> **強く記憶に刻まれる**

↓

> なぜなら、同じような状況になったときに、
> **即座に回避**できるように
> **記憶が呼び起こされる**からだ

↓

> 夢は「**危機回避のシミュレーション**」を
> 繰り返すための、脳が描いた
> **仮想現実**の世界だ

の回路が活性化されているかどうかを調べました。そして、レム前陰性電位が自由連想過程のかなり重要な位置を占め、その役割を担っていると考えています。

第1章の「眠りのメカニズム」で紹介した、ネコの夢幻様行動を思いだしてください。夢の中での行動が実際の行動として外に現れたものが夢幻様行動ですから、この行動を観察すれば、ネコの夢がどのようなものかがわかります。天敵から身を守る回避・逃避行動、相手を威嚇しながら逃走する防御的攻撃行動、逆に獲物にありついたときの捕食攻撃行動など、生存にかかわる情動的な内容がその大部分を占めています。

そこでリヨン大学のジュベーらは、**生存戦略に沿って危機的な場面を設定し、夢の中で模擬演習(シミュレーション)をしている**のだろうと考えました。食事に不自由せず、外敵から身を守られている実験動物に、このような野生の危機管理システムが必要とは思えませんが、律儀に模擬演習を繰り返し、「そのとき」に備えているというのです。おそらく、種に備わった遺伝情報から危機管理システムのプログラムを読み込んで、夢のテーマと舞台設定が準備され、そこでネコはあらゆる知恵をふりしぼって問題の解決にあたると考えられています。このように考えると、夢はなんのために見るのかという疑問に答えが見つかったように思えませんか。

「自由連想過程」のメカニズムとその役割の解明には、まだまだたくさんの研究を積み重ね、具体的なデータを使って証明する必要があります。この研究が進むと、いき過ぎた過激な模擬演習の発生を抑え、悪夢から人々を解放する糸口が見つかるかもしれません。

第 3 章
睡眠中の不思議な行動と生理現象

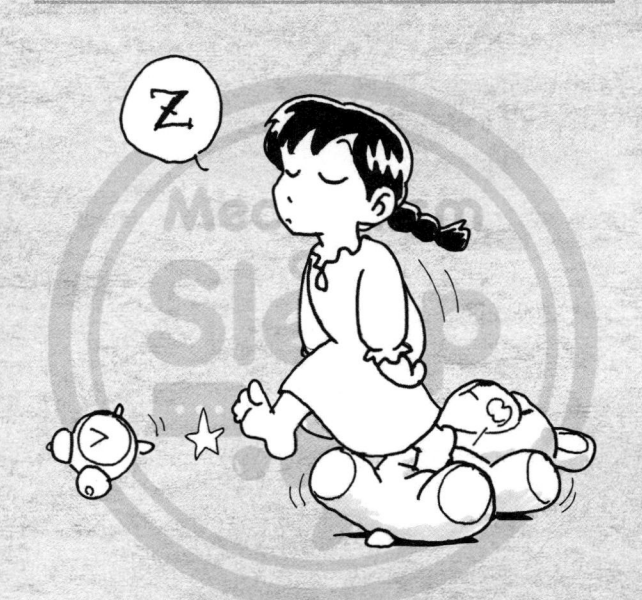

入眠期に起こる不思議体験

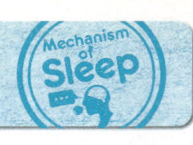

　睡眠科学でいう「入眠期」とは、はっきりと目覚めている状態から規則正しい寝息が聞こえるまでの時期をさします。この時期を脳波で見ると、安静状態を示すアルファ波が不連続になり、シータ波が現れてきます。これを睡眠段階1の状態といいます。

　このうとうと状態では、閉じたまぶたの下に色の着いた光や幾何学模様が見えてきます。その状態からしばらくすると、くだものや花などの静物が見えたり、広々とした草原や湖が現れたり、人や動物の顔や姿全体が見えてきます。また、急に体が浮き上がったり、深い谷底へ突き落とされたような感覚におそわれたりします。

　このようなイメージ体験を、「入眠時心像体験」と呼んでいます。みなさんの中に、授業中に居眠りしたとき「落ちる」感覚におそわれて、思わず机にしがみついたという人はいないでしょうか？居眠りをすると船をこぐように体が揺れますから、それが落ちる感覚の原因だと思う人が多いと思います。ところが、この感覚は布団の上でも起こりますので、実際に体が揺れることと、この落下体験は別物だといえます。

　入眠時に現れる幾何学模様が大好きで、とうとう22巻の夢絵日記を出版した人がいます。その人はエルヴェ・ド・サン＝ドニ侯爵で、図1の絵のように美しい彩りで、ていねいに描きとめられています。この絵が大変有名になり、入眠時心像といえば美しい幾何学模様という強い思い込みができてしまいました。

　たいていの人は、これが見えるころには眠りに落ちて、大草原が見えてももうろうとして記憶がかすみ、翌朝まで記憶している

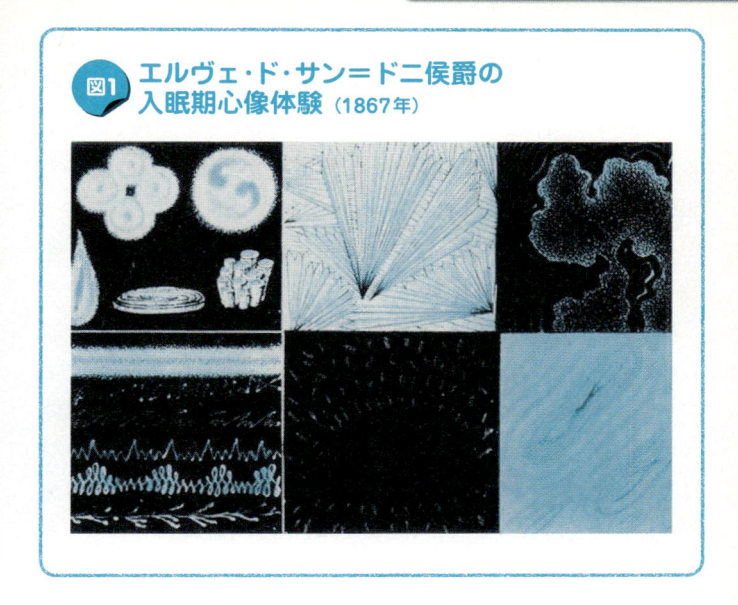

図1 エルヴェ・ド・サン＝ドニ侯爵の入眠期心像体験（1867年）

　ことはまれです。ところが、このあとに続く風景や人、街の情景をしっかり見つめて記憶にとどめ、そこで目を覚ましてすばやくスケッチにとった人たちがいます。「超現実主義」（シュールレアリスム）という芸術活動に参加した芸術家です。

　この人たちは、入眠期のイメージ体験が世の中の常識や秩序などの束縛から解放され、純粋であるがままの現実を素直に表現したものだと考えていました。入眠時には映像のほか、意味不明で支離滅裂な言葉や考えが次々浮かんできます。こちらに興味をもった人は、目覚めるとさっそくメモに取り、詩や小説の材料として役立てました。ただし、寝息がたつところまで深追いすると、自力で目覚めることができません。その1つ手前でまどろみの世界から覚醒しなければならないわけです。これを「自己覚醒」とい

いますが、相当の決断力と実行力が必要です。

一方、入眠時心像を悪魔のしわざとして拒絶した人々がいました。ひたすら座禅に打ち込み、無念無想の境地をきわめようとする修行僧たちです。修行僧は、静寂な道場で呼吸を整え、目を半眼に開いて1メートル先に視線を落とします。目を閉じると眠ってしまいますし、目を開けていると気が散って目が動いたり、眼球が乾くのでまたたきが多くなります。どちらも精神の集中をさまたげます。半眼というのは、ちょうどよい状態なのです。

それでも座禅を始めてしばらくすると、眠気がやってきます。これを仏教では「昏沈(こんちん)」と呼びます。これは修行僧にとって天敵のようなもので、なんとしても振り払わねばなりません。ところがひとたび眠気にとりつかれると、入眠時心像が次々と現れ、無念無想の世界を埋めつくします。彼らは、それを悪魔のしわざと考え、眠気をもたらす悪魔を「睡魔」と呼び、これにともなって修行僧の心に忍び込む悪魔を「煩悩魔(ぼんのうま)」と呼びました。入眠時心像こそが姿を現した煩悩であり、座禅修行は睡魔や煩悩魔との闘いですから、これを絵にしたり言葉を書きとめるということはありえないことです。眠気(昏沈)で不動の姿勢が崩れると、当番僧は警策(きょうさく)という細長い板で肩を軽くたたいて睡魔を追いだします。

私たちは毎晩、この不思議な入眠時心像を体験しているのですが、特に気にとめることなく、あわただしい朝の出来事で思いだすこともないのです。今晩は眠りにつくときに、どのような入眠期心像が登場するか、楽しみにしてください。きっと美しい光景が繰り広げられることでしょう。

金縛り体験とはなにか!?

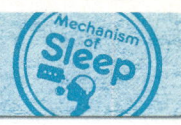

「夜中に突然目が覚めました。すると、誰かが私の体の上に乗っているのが感じられました。恐ろしくて逃げだそうとしたのですが、体が動きません。助けを呼ぼうとしても、声がでません。胸を押さえつけられて息が苦しく、恐ろしさがぐんぐん増してくるのがわかります。おそるおそる目を開けてみると、僧侶のような衣を身にまとった、不気味な形相の人でした。息もできず、身動きもできず、とても恐ろしかったのですが、そのまま寝てしまったのでしょうか、気がついたら朝でした。あのときの感覚は、はっきりと覚えています。夢とはまったく違う体験です。思わず霊の力を信じてしまいそうになりました」

これは典型的な金縛り体験の報告です。突然の目覚め、体が動かない、声がでない、胸の上に誰かが乗っている、そばに誰かいるような気配がする、強い力で押さえ込まれ息ができない、強い恐怖におそわれるなどがおもな特徴です。この金縛り体験は、「入眠期レム睡眠」という特異なレム睡眠で起こることがわかっています。ふつうのレム睡眠は、入眠後に深いノンレム睡眠が80分ほど続いてから出現します。ところが、**生活が不規則で睡眠ー覚醒サイクルが乱れていたり、ひどく疲れていたり、試験期間などで身体的にも精神的にも強いストレス状態が続いていると、入眠期にいきなりレム睡眠が出現することがあります**。これが入眠期レム睡眠です。

このレム睡眠は、ふつうのレム睡眠よりも脳の活動水準が高く、あたかも覚醒状態が続いているように受け止められます。レム睡眠では、骨格筋の緊張は著しく減少してマヒ状態になります。ス

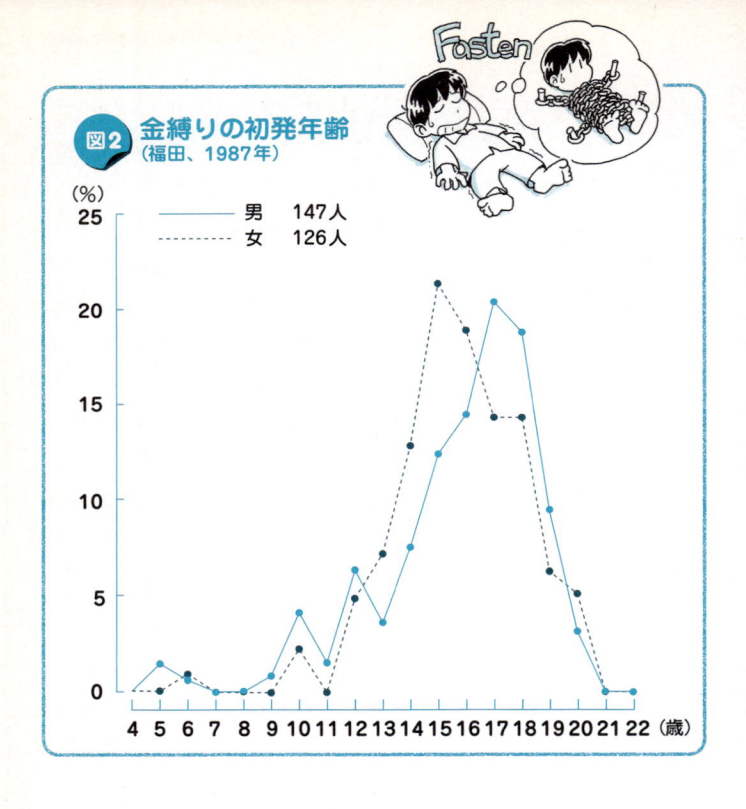

図2 金縛りの初発年齢
(福田、1987年)

男 147人
女 126人

トレスの強い状態では、鮮明で情動的な悪夢が起こりやすく、悪夢は睡眠中の出来事ではなく、現実の出来事として体験されることになります。このように整理してみると、**レム睡眠の特徴が金縛り体験の特徴とよく対応している**のがわかると思います。

大学生653人に金縛り体験の有無と初発の時期を調査した結果では、体験率は男性が37.7％、女性が51.4％、全体で43.0％でした。初発の時期のピークは、男性が18歳、女性が15歳で、女性のほうがやや早いという結果でした（図2）。

東京都神経科学総合研究所の宮下彰夫先生のグループは、朝方

にレム睡眠の持続時間が延長し、出現しやすくなることに着目して、レム睡眠の最中に一度起こしてふたたび寝かせると、入眠期レム睡眠が起こりやすくなることを発見しました。これを「レム睡眠中断法」といいますが、レム睡眠中断法を使っての入眠期レム睡眠の誘発率は72％に上昇しました。ところが、入眠期レム睡眠が誘発されても、金縛り体験は期待したほど起こりませんでした。どうやら悪夢が起こるようなストレスや、ひどい疲労状態などの条件がそろわないと、金縛りは起こらないようです。

それでも早稲田大学の竹内（当時大学院生）らは、もともと金縛り体験が頻繁に起こる人に参加してもらって、金縛り体験の誘発を試みました。その結果、入眠期レム睡眠が誘発された人の9.4％に、金縛り体験の誘発が確かめられました。

金縛り体験の最中に感じる恐怖と不安の強さは、非常に強烈なもので、思わず霊の力を信じてしまったという学生は、女性で約70％、男性で45％を占めています。ところが広島大学の坂田桐子先生（社会心理学）と林 光緒先生（睡眠心理学）のグループの調査では、金縛り体験がある人のほうがない人に比べて、科学的な解明と悪夢からの解放を強く望んでいることがわかりました。

思わず霊の存在を受け入れてしまいそうになるほどの恐怖体験だったのでしょう。だからこそ、現象のメカニズムを科学的に解明し、二度とあのような体験が起こらないようにしてほしい、という思いがよく伝わってきます。金縛りを心霊現象のように語り、浄霊などと称して法外な金銭を求める悪徳商法があとを絶ちません。悪夢に屈しない勇気を支えるためには、睡眠科学の知識を正しく理解するとともに、悪夢を無毒化する技術の開発が必要です。ぜひ読者のみなさんの中から、金縛りの予防と治療に取り組む研究者と、すぐれた臨床家がでてくることを期待しています。

金縛りにどう対抗するか

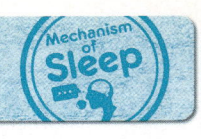

金縛りにどのように対抗するかは、まだ方法が確立していません。経験的には、マヒが始まってしまったら、意識的に目を動かすと早く抜けだすことができるといわれています。しかし、よほど経験を積み、冷静さを保つことができる人でもないと、「これは金縛りだ、目を動かして切り抜けよう」という考えにたどりつく前に、パニック状態に落ち入ってしまいます。また、誰もがレム睡眠中に自由に目を動かせるものかは、よくわかっていません。

消極的ですが、**規則正しい生活をすること、日中のストレスをベッドの中までもち込まないことなど、金縛りが起こらない工夫が推奨されています**。そして、金縛りは不愉快な出来事ですが、じっと耐えているとやがては消えていくものですから、気持ちを強くもってひたすら待ってください。

ところで欧米では、金縛りは「夢魔」(ナイトメア)のしわざと考えられています。オスの夢魔「インカブス」は、睡眠中の若い女性をおそい、メスの夢魔「サッカブス」は若い男性をおそうと考えられています。画家のフューゼリ(1741〜1825年)は、夢魔の絵をたくさん描いたことで有名で、図3の絵はその代表作といわれています。眠っている女性の胸の上にしゃがみ込んでいるのが、夢魔インカブスです。後ろからのぞいている目玉の飛びでた馬は、夢魔に従う黒馬で、夢魔の命じるままに闇夜をかけめぐり、襲撃に一味しています。この夢魔の絵は、金縛り体験の内容をあますところなく表現していると思いませんか。世界中の若者が大迷惑をこうむっていることがわかるでしょう。

ところで、金縛り体験は「ナルコレプシー」という眠り病の症状

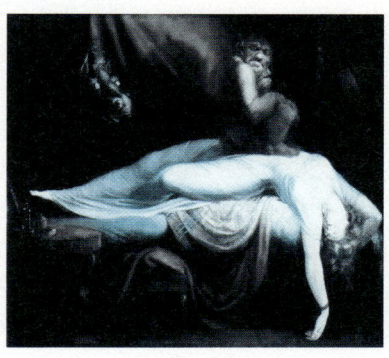

> **図3 フューゼリの「夢魔」**
> (H.Fuseli、1781年)

としても現れます。ナルコレプシーという病気は2000人に1人の割合でみられますから、けっしてまれな病気ではありません。発病は10代が一般的です。入眠期レム睡眠が起こりやすく、金縛り体験も頻繁に起こります。

ナルコレプシーにかかっている人では、「情動性脱力発作」といって、怒ったり、泣いたり、笑ったりすると、全身の力が抜けてへなへなとその場に崩れ落ちるか、倒れるかします。これも程度問題で、健康な人でも涙がでるほど大笑いすると、力が抜けて思わずしゃがんでしまう人がいますが、それでも倒れることはないでしょう。次の特徴が「睡眠発作」です。時と場所を選ばず、突然眠気がおそい、眠いと感じたころにはすでに寝ています。試験の最中など、とても居眠りがでるとは考えられないところで眠っています。このような症状が気になったら、睡眠専門医を受診してください。

睡眠遊行（夢遊病）とはなにか？

　幼児は、睡眠中に急に起き上がって歩きまわったりします。このような「ねぼけ行動」を、「睡眠遊行」といいます。ところがわが国の医学書でも、また文学の翻訳書でも、長い間「夢遊病」あるいは「夢中遊行」という用語が使われていました。私が大学院生だった1970年代でも、まだ「夢中遊行」と「夢遊病」も健在でした。学術用語としての「睡眠遊行」は、江戸末期にオランダの医学書から伝わりました。そこには「slaapwandelen」とオランダ語で書かれ、「slaap」は「眠る」、「wandelen」は「歩く」で、直訳すれば「眠りながら歩く」となります。その後に伝わった英語でも「sleep walking」といい、日本語の「ねぼけ」にいちばん近い表現になっています。

　どうして"夢の中を歩きまわる"を意味する夢遊病という名前になってしまったのか、くわしいことはわかっていませんが、徳島大学名誉教授の松本淳治先生によれば、どうも初出は緒方洪庵ではないかと考えられています。

　夢遊病という名前がついた結果、夢の中をさまよい歩くという強い思い込みができました。ところが、このねぼけ行動を睡眠ポリグラフで記録した結果、この行動はもっとも深いノンレム睡眠の段階3から4で起こり、レム睡眠で起こることはありませんでした。また「行動中」は声をかけてもなかなか目を覚ましません。無理に起こそうとすると、暴れて抵抗します。たまたま目が覚めても、夢の体験はありません。**夢とはまったく関係なしに歩きまわっているのです。**そこでこの行動を、原典にもどって「睡眠時遊行症」と命名することになりました。「ねぼけ」という言葉も広く使われており、意味する内容も原典に近いのですが、「ぼけ」という言

葉は侮辱的な表現となって、当人や家族に不快感を与えるという批判がなされており、日常語も睡眠遊行という言葉を使うことが推奨されています。

さて、睡眠遊行が起こるノンレム睡眠の段階3と4は、入眠後1時間から3時間に集中して現れます。このため、睡眠遊行も寝てから3時間以内に起こります。目を開けていますが、脳波はデルタ波が連続する深い睡眠状態のままです。ベッドからでて、部屋の中を歩きまわります。障害物があればそれをよけますが、認知も行動も大変おおざっぱで、ものにつまずいたり机の上のものを落としたり、倒したりします。ドアのノブをまわして部屋の外にでたり、窓を開けてでようとしたりもします。ぶつぶつと寝言をつぶやいたり、急になにかから逃げるように走りまわったりします。

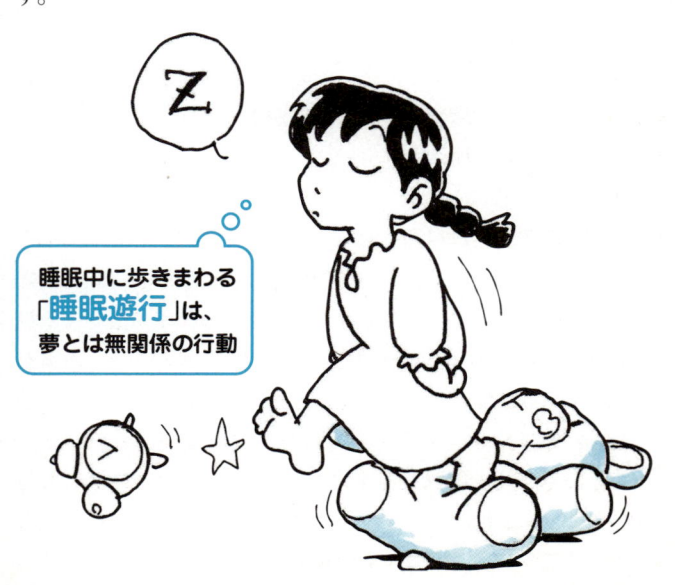

睡眠中に歩きまわる「**睡眠遊行**」は、夢とは無関係の行動

睡眠遊行はあなどれない

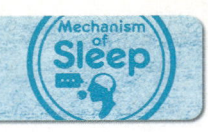

　睡眠遊行は1回あたり15分程度続きますが、まれに30分ほど続くこともあります。大変不思議なことなのですが、睡眠遊行が終わりにさしかかると、決まって自分のベッドにもどってふたたび眠りにつき、翌朝、自分がさんざん歩きまわったことは記憶していません。この行動は5歳ごろから始まり、12歳ぐらいがもっとも多いようです。これは、児童の15％に見られる異常行動です。

　睡眠時遊行症の子どもは、脳の覚醒が不十分な状態で歩きまわっているのですから、睡眠の障害ではなく覚醒の障害といえます。一見すると、しっかり起きているようにも見えるのですが、窓から墜落したり、階段を転がり落ちたり、割れたガラスを踏んで大けがをしたり、あるいは家をでて交通量の多い道路に向かったり、かなり離れた川に入るなど、さらに危険な場面に遭遇することもあります。寝室には壊れものなどを置かないようにし、危険な窓やドアの鍵は簡単に開かないものにするなど、安全を第一に考えた対応が大切です。

　児童期の睡眠遊行は自然に回数と時間が減少し、思春期にはほとんど消失しますので、特に病人扱いしないほうが心の成長に好ましいとされています。林間学校や合宿などの集団生活をする場面で特に不安なときは、学校医の先生と相談しましょう。お薬がでる場合もありますが、引率の先生と睡眠遊行が起きたときの適切な対処法を打ち合わせておくのがよいと思います。

　一方、12歳以上で睡眠遊行が起こるときは、睡眠専門医の診断を受けることをお勧めします。インターネットで睡眠外来を受けつけている病院や、クリニックの先生を調べ、連絡を取ってくだ

さい。症状の基本の特徴は変わりませんが、成人の場合は事件や事故に巻き込まれることもあり、刑事責任が問われるケースが報告されています。

睡眠遊行中に呼び止められると、これに抵抗して暴力をふるうという行動の特徴は、児童も成人も同じです。しかし、児童の場合であれば、暴力の結果もそれほどではないと考えられますが、成人ですと相手をなぐって大けがをさせたり、ものを壊して警察がくる騒ぎを引き起こします。また、歩いて移動するとはかぎらず、車で15分から20分のところまで移動して帰ってくることもあります。まったく記憶のないところで目撃されていて、その行動範囲が再確認されたケースもあります。

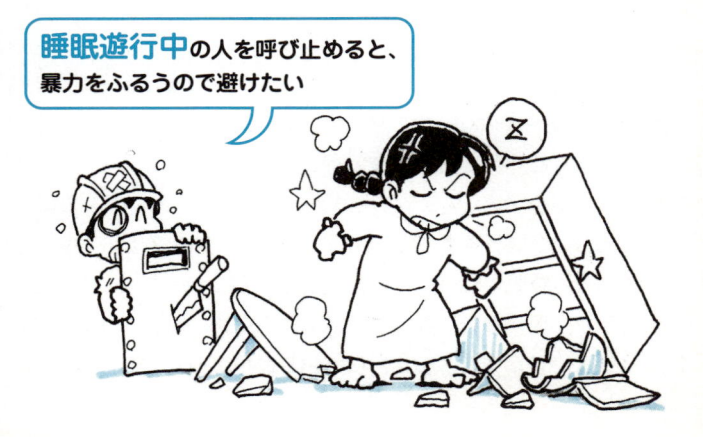

この病気では、自分がまったく知らない世界をさまよい歩いており、そのときになにをしていたかまるで思いだせません。裁判になって初めて自分が睡眠時遊行症であったことに気づき、愕然とする人がいます。思春期以降の睡眠時遊行症は、「たかがねぼけ」とあなどってはならないのです。

> **睡眠遊行中**の人を呼び止めると、暴力をふるうので避けたい

寝言にひそむ心理的ストレスの影響

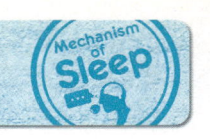

　睡眠中の発語を「寝言」といいます。まれに歌を歌う人がいるという記録もありますが、睡眠ポリグラフで睡眠中に歌ったことが確かめられた報告はありません。寝言はどの睡眠段階でも起こり、ノンレム睡眠の寝言は、発音もはっきりしていて、ふだんと変わらない声です。声の調子はごくふつうで、情動性もそれほど強いものは報告されていません。ノンレム睡眠中は骨格筋の緊張が保たれているので、言葉を話すための唇やのどの筋肉が正確に動くことができます。

　ところがレム睡眠になると、口ごもったようなふだんとはだいぶ違った声で、うなり声や怒ったような不機嫌な声色でぶつぶつと言葉をつぶやくようになり、これが大変聞き取りにくいのです。声の調子から、不愉快な場面での発語が多いとされています。レム睡眠ではあごの筋緊張が落ちているので、思うように発音できません。そのために口ごもり、ふだんの様子とは大きくかけ離れた発音になります。

　ノンレム睡眠の寝言は、直後に起こして聞いてもほとんど夢の体験はともないません。しかし、ノンレム睡眠でも夢は起こりますから、まったく夢と関係がない行動とはいえません。ノンレム睡眠中は、脳の記憶システムの働きが著しく下がっているために、よく覚えていないと考えるほうが正しいという研究者もいます。

　一方、レム睡眠の寝言は、直後に起こすと夢の中で人と会話していたという夢が報告されます。さらに声の調子がよくないときは人と争っていたり、どなり合っている最中だったという報告が多くなります。

心理的なストレスが強い状態では、ノンレム睡眠の寝言もレム睡眠の寝言も回数が増え、言葉も多くなりますが、レム睡眠では特に感情的な寝言が多くなります。子どもでも非常に怖い思いをした夜には、レム睡眠に悪夢が起こりやすく、激しくうなされたり、寝言も攻撃的になります。「心的外傷後ストレス障害」(PTSD)などの強いストレス状況下では、毎夜続く悪夢と寝言が特徴となっています。

　うなり声や押し殺したようなうなり声の寝言が続くときは、背後に強いストレス状態があると考えて、まず間違いありません。本人は、自分が寝言をいっていることには、ほとんど気がついていません。人からいわれて、夢の中で大声をだしていたことに気がつくこともありますが、まったく思いあたることがないということもあります。うなされていた、大声でなにかわめいていたと周囲の人から注意されたら、なにが自分を苦しめているのか思いあたることはないか、考えてみることが大切です。そして、その対策をカウンセラーや専門医と相談するのがよいでしょう。**寝言は、心の危機状態を告げるサインでもあるのです。**

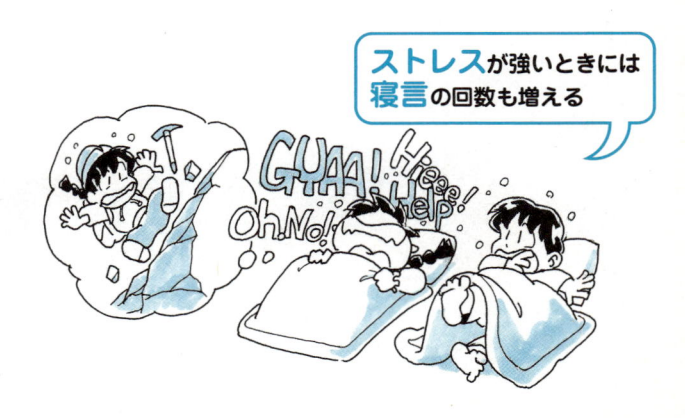

> **ストレス**が強いときには**寝言**の回数も増える

寝言を聞くと、それに相槌（あいづち）を打ったり、合いの手を入れる人がいます。自分では眠っている人と異次元で交信しているように思い込んでいる人です。睡眠中は睡眠状態を維持するための保護装置として、特別の音以外は遮断（しゃだん）して、聞こえても無視して眠り続けることができるようになっています。もちろん、目覚ましの音や自分の名前など、特別の音や言葉が聞こえると、睡眠を中断して覚醒します。危険な音を聞きながらそのまま寝続けるということはありません。

　特にレム睡眠では、音刺激に対して選択的に反応し、外からの音も取り込むことはありますが、澄んだ鐘の音が雷鳴に聞こえたり、ドアを激しくたたく音として夢に取り込まれたりします。これもごくまれで、ほとんどは無視されるか睡眠が中断されます。寝言に合いの手を入れても、相手にはまったく聞こえていないのがふつうです。悪夢から覚めきれないときには、起こしてあげるのもよいかもしれませんが、ふつうの寝言でしたら、寝ている人に迷惑ですから、やめてください。

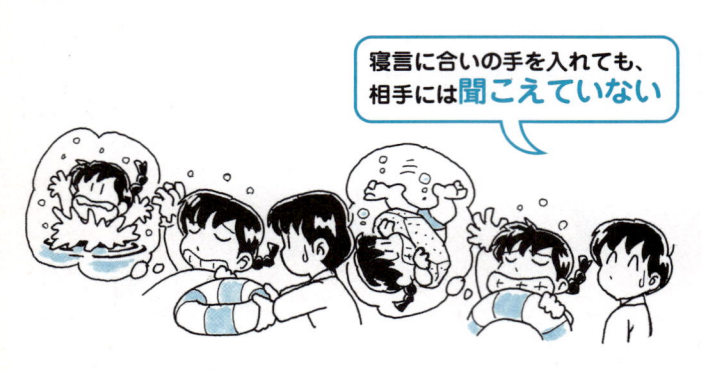

> 寝言に合いの手を入れても、相手には**聞こえていない**

レム睡眠行動障害とはなにか？

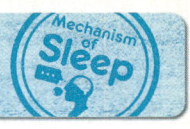

　レム睡眠中は、骨格筋の力が抜けて身動きできない状態になります。このため、どんなに怖い夢を見ていても、走って逃げだすことも、勇気をふりしぼって戦うこともできません。この手も足もでない状態の1つが、「金縛り状態」でした。ところがこの脱力のシステムが故障すると、手足の筋肉が思いどおりに動きますので、夢の中で思ったり考えたことが実際の行動となって表われ、幻の敵をめがけてなぐりかかったり、けったり、あるいは逃げだしたりします。

　このように、レム睡眠中の脱力システムに異常が起こり、レム睡眠のたびに起き上がっては暴れてしまう病気を、「レム睡眠行動障害」と呼びます。第1章の「レム睡眠の調節機構」のところで紹介した「ネコの夢幻様行動」は、この病気のメカニズムを考えるうえで、もっとも重要な動物モデルと考えられています。

　レム睡眠行動障害の発病率は、1万人規模の調査で0.4％です。ごくまれな病気ですが、年をとるにつれて発病する人が増える傾向がありますので、本格的な高齢社会に突入したわが国にとっては、見過ごすことはできません。平成19年の統計では、65歳以上の高齢者の占める割合は国民全体の21％を超え、およそ2700万人に達しています。その0.4％としても10万人を超える人数です。50代以降に発病する人が多く、それも男性にやや多いという傾向があります。ですから、実際にはもっと多くの高齢者が、この病気に苦しんでいると思われます。

　寝相が悪い人では、睡眠中に布団を遠くまではね飛ばすくらいのことは、そう珍しいことではありません。しかし、そのときに

大声でいい争うような寝言をいったり、激しく手足をばたつかせることはありません。きっと暑くなって布団をはいだのだと納得できます。

ところが、レム睡眠行動障害にかかった人は、明らかに攻撃的で危険な行動を示し、タンスをけったりたたいたり、あるいは同じ部屋で寝ている家族をなぐったりけったりします。夢の中の悪漢と本気で戦っているのですから、手加減なく満身の力を込めてなぐります。そのため、自分の手を骨折したり、相手のあごの骨を折ってしまったりします。

大部分の異常行動は、レム睡眠が安定して出現する朝方の3時間くらいの間に起こります。朝方にねぼけて大声をだしたり、走りまわる高齢者がいたら、レム睡眠行動障害の可能性を考えましょう。**きっと悪夢の中で幻の相手といい争ったり、格闘しているはずですから、いきなり止めようと押さえつけたり、目覚めさせようと近づくことは危険です。**日ごろの穏和な人柄からは想像もつかないほどに、凶暴で危険な状態です。

異常行動が起こるときは、早朝とはいっても部屋の明かりを消していることが多いでしょう。異様な大声や物音、荒い息づかいで目が覚めたら、足元灯などをつけて、十分に距離をとって安全な位置に移動します。睡眠遊行と違い比較的目覚めやすいのが特徴で、ものをたたいたり転んだときの痛みなどで目が覚めます。また、興奮状態が少し静まったら、静かに落ちついて声をかけると、すなおに目を覚まします。ここが、声をかけると激しく抵抗する睡眠遊行と違うところです。

目覚めたあとは、ふだんのその人にもどって、目が覚める前に見ていた夢の内容を話してくれます。その内容は、目覚める直前に示していた異常行動とよく一致しており、悪夢の中での行動が

表出したことを裏づけています。重症の場合は、レム睡眠の出現周期に合わせて、90分ごとに2～3回起こることもあります。

このような異常行動が起こったら、睡眠専門医を受診してください。異常な行動が病気のために起きているということがわかれば、治療という前向きな対策に取り組むことができます。ところが、しばしば暗闇で暴力をふるわれると、配偶者や家族は患者の異常行動を故意にやっているものと思い込んだり、自分に対する潜在的な攻撃欲求の表出などと思い込むことが少なくありません。陰湿な家庭内暴力（ドメスティック・バイオレンス）と思い込むと、関係のない出来事もすべてがこれで説明できるように思われ、家庭崩壊に追い込まれることもまれではありません。

独居の人ではこのような思い違いは起こらないのですが、朝方に思いもよらない場所で目が覚めるとか、泥棒が入ったかと思うほど部屋が乱れていたら、一度この病気を疑ってみることは意味のあることです。

悪夢を減らすことで異常行動を抑えようという戦略で、化学療法と心理療法が行われています。また、患者と家族が異常行動中にけがをしないようにするために、壊れものや倒れやすい家具を片づけるなど、寝室環境の改善が進められています。

レム睡眠行動障害のときは…

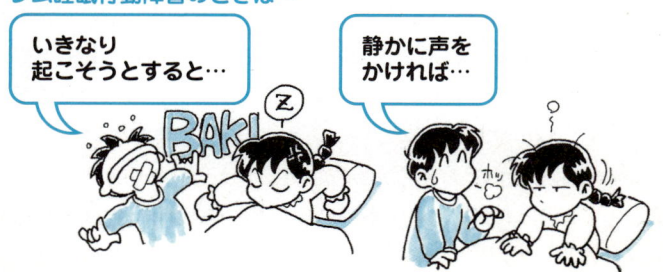

いきなり起こそうとすると…

静かに声をかければ…

夢をコントロールする人たち
（悪夢からの解放）

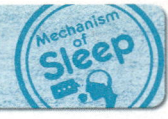

これまで見てきた不思議な行動や、不思議な体験の背後には、いつも悪夢の影が見え隠れしていました。なぜ不愉快な悪夢は私たちの夢に住み着き、人を苦しめるのでしょうか。

夢はなんのために見るのか、という夢の理論では、リヨン大学のジュベー（1992年）が、「**夢は危機的な状況をうまく切り抜けるための行動プログラムを作る過程に関与しており、できあがったプログラムを使って模擬演習（シミュレーション）が行われたときに、夢として体験される**」としています。

このシミュレーションは、実際の場面とまったく同じ脳の実行システムに入力されるので、運動出力が実行されないように骨格筋の緊張を抜いてしまう必要があったとしています。すでに紹介したレム睡眠行動障害は、この骨格筋の緊張を抜きとるシステムに故障があったからと考えられています。危機的な状況を想定する行動プログラムは「危機管理プログラム」と呼ばれ、いざというときに備えます。そのため、夢に登場する場面は不安と恐怖に満ちて、暗い絶望的なものになりがちです。

プログラムにミスがあると、シミュレーションで危機を突破できませんから、途方もない悪夢となります。また、日中の学習で新しい適応の知識や技術を獲得すると、さっそくこれを使ってプログラムを進化させます。その結果、問題が解決できればその夢は解消し、次のプログラムのバージョンアップに移ります。

夢の展開が思いどおりにいって、あともう一息というところで終わってしまうのは、シミュレーション（予行演習）であるからで、最終的に「うまくいった」という喜びは、実際の世界でどうぞとい

うことのようです。

　この理論によると、私たちの夢はいつも悪夢と背中合わせで、悪夢から逃れるためには、常に危機管理プログラムの書き換えと、シミュレーションで設定されている危機的な場面からの脱出に成功しなければなりません。そこで、悪夢の絶望的なシナリオに果敢に挑戦し、このシナリオを書き換えてしまおうと考えた人々がいます。それは、「明晰夢研究」という冒険者たちです。

　彼らは、おそろしい夢が始まり、間違いなく悪夢へと変化していくことに気がついたら、夢のシナリオに介入し、楽しい夢に書き換えてしまおうというのです。そのためには3つのことが必要です。まず、夢が始まったら「これは夢だと気づく」ことです。次に「夢の中に進入する」こと。そして「夢進行の主導権を握り、思いどおりにコントロールする」ことです。

　ところが、たいていの悪夢の場合は、それと気がついたときには恐怖に押しつぶされて、手も足もでない状態になっています。そこで、悪夢が始まってからでは手遅れなので、まだ悪夢とはっきりしないうちから夢の中に入り込み、夢を楽しい内容に変えてしまおうというのです。

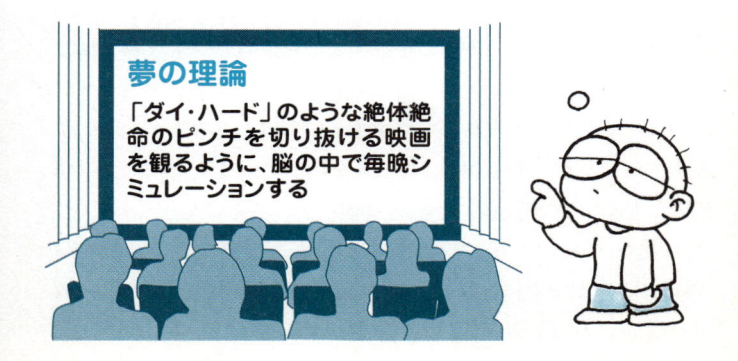

夢の理論
「ダイ・ハード」のような絶体絶命のピンチを切り抜ける映画を観るように、脳の中で毎晩シミュレーションする

ラバージらの独創的な実験

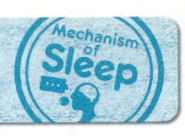

　あなたはこれをどう思うでしょうか。「本当にそのようなことができるのかなー」と考える人が多いと思います。1980年代では、睡眠研究者のほとんどが「そんなことはできるわけがない」と考えていました。ほとんど可能性がないと思われる研究に取り組む人々を、私は"勇気ある冒険者"と呼んでいます。大変魅力的ですが、誰にでもできることではありません。ここで紹介したからといって、むやみにまねをしないでください。

　スタンフォード大学のラバージら（1981年）は、まず「いま夢を見ています」という信号を、寝室の外にいる記録係に送る実験から始めました。実験方法は実に簡単で、独創的です。夢が始まったら眼球を大きく上下に動かします。レム睡眠中の急速眼球運動は水平方向の運動（レム）が多いので、水平方向ではレム睡眠の眼球運動と夢見信号の区別がつきにくくなります。そこで、大きく眼球を上下に振ることにしました。さらに、夢の最中に自分の意思でかなり高度な認知運動活動ができる証拠として、左右の手を開閉させてモールス信号を送ることにしました。目の合図に続いて、手のモールス信号がどの睡眠状態で発信されたかを調べれば、「これは夢だ」と気づいたのがどの睡眠状態かがはっきりします。

　図4は夢見信号の実験の一例です。いちばん上のチャンネルは、脳波です。これは睡眠段階1の状態を示しています。2チャンネル目は、眼電位法で記録した眼球運動です。左側で大きく上下している部分に「U」という文字がありますが、これが「夢の始まり」を知らせる合図です。記録の右側には、大きな眼球運動が群発しています。これはレム睡眠に特有の急速眼球運動（レム）です。3チ

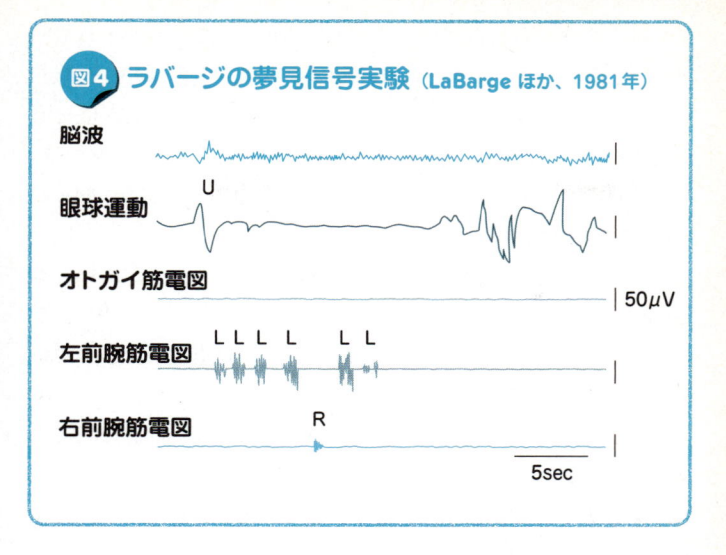

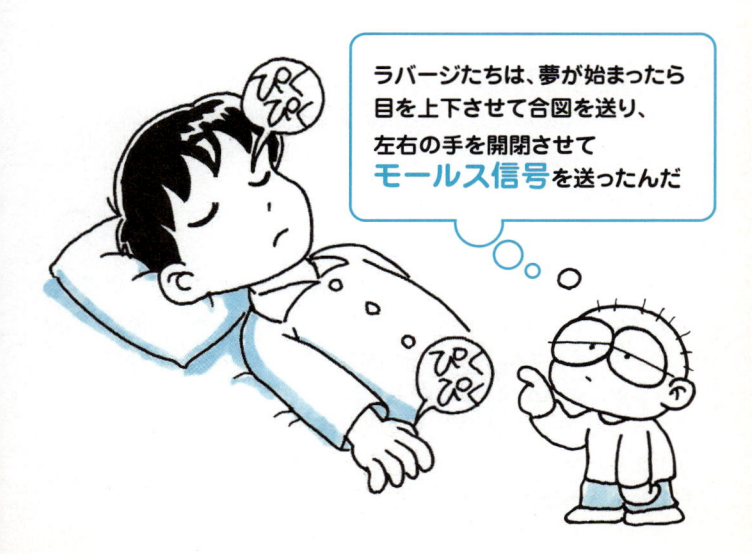

第3章 睡眠中の不思議な行動と生理現象

図4 ラバージの夢見信号実験 （LaBarge ほか、1981年）

脳波
眼球運動　U
オトガイ筋電図　｜50μV
左前腕筋電図　L L L L　L L
右前腕筋電図　R
5sec

> ラバージたちは、夢が始まったら目を上下させて合図を送り、左右の手を開閉させて**モールス信号**を送ったんだ

ャンネルのあごの筋電図は、ほぼ完全に脱力した状態を示しています。

　脳波が睡眠段階1を示し、レムが出現して、あごの筋電位が消失していますので、この状態はレム睡眠です。4段目と5段目は、左右の手首につけた電極がとらえた筋電図です。手を軽く握るとその瞬間だけ大きく振れます。左手（L）をモールス信号の短音（・）、右手（R）を長音（－）として記録を解読すると、「LLLL」は「・・・・」となり、アルファベットの「S」です。続く4つを読むと「LRLL」で、「・－・・」は「L」です。これは信号を発信しているS・ラバージのイニシャルです。

　レム睡眠中は骨格筋の力が抜けて身動きできない状態になっていますが、**眼球を動かす筋肉や指先の筋肉、唇の一部の筋肉などは、わずかですが動かすことができます**。このかぎられた情報発信能力をたくみに組み合わせたすぐれた研究といえるでしょう。「これは夢だ」と気がついた夢を、特に「明晰夢」と呼びます。ラバージたちはこの夢見信号が発信された睡眠状態を調べ、そのすべてがレム睡眠であることを突き止めました。明晰夢はレム睡眠で起こると考えられます。

COLUMN 明晰夢

　レム睡眠中に見る夢は、もっとも鮮明でドラマチックな構成ですので、われを忘れて夢の中に入ってしまい、夢だと気がつくことはできません。夢の最中に覚醒水準がさらに高くなると、これは夢だと気がつくことができます。そこで、無我夢中の状態で見る夢を「前明晰夢」、覚めた状態で見る夢を「明晰夢」と呼びます。夢のコントロールでは、いかにして前明晰夢から脱して覚醒を高め、自我を取りもどすかが重要になります。

記憶による明晰夢誘導法

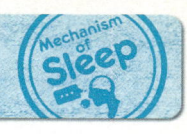

　夢をコントロールするためには、「これは夢だ」と気がつかなければなりません。それにはかなりの準備と練習が必要です。夢にはその人に固有の特徴があって、これに気づくことが必要です。そのため、毎朝目が覚めたら昨夜の夢をよく思いだし、夢の中に繰り返し現れる特徴的な場面や時刻、登場人物や動物、情景などをメモに取って記憶します。

　やがて夢の中で見覚えのある情景や出来事が現れると、夢の最中に「これは以前の夢で見たことと同じではないか」と気がつくことができるようになるといいます。これは夢だと夢の最中に気がついたら、本当かどうか確かめてみます。夢の中の手や足を動かしてみるのです。自分の手や足ならば動くはずですが、幻の手は動きません。動かないということは、いま見えている世界は自分の頭がつくりだした幻であると確信できます。そうすれば不気味な神殿の廃墟や大森林の奥深い場所でも、ずいぶん気が楽になるはずです。

　心に余裕ができたら、体を軽くひねります。軽く回転するイメージがうまくいくと、飛行することができるようになり、やがて好きなところへ移動し、夢を思いどおりにコントロールすることができるようになるといいます。

　明晰夢だと気がつくと、その瞬間に目が覚めてしまうことが多いのですが、体をひねると目が覚めるのを防げるようです。なぜ回転イメージが明晰夢の中断を防ぐのか、その生理的なメカニズムはまったくわかっていません。明晰夢の最中は、ふつうのレム睡眠のときよりも脳波活動は高い覚醒状態を示していますので、

高い覚醒水準を維持しながらレム睡眠の状態も維持するという、夢見の限界状態をさまよっていると考えることができます。

ラバージは夢の記憶を整理して、夢であることに気がつく方法として、「記憶による明晰夢誘導法（MILD）」を開発しています。

明晰夢の最中にはモールス信号を送るばかりでなく、歌を歌ったり、簡単な計算をすることができます。ラバージとディメント（1982年）は、4名の明晰夢の経験者の協力を得て、明晰夢に入ったら眼球を上下させて合図を送ってから、童謡（Row your boat）を歌ってもらいました。起きているときに歌を歌うと、右脳が活動し、脳波のアルファ波は左脳に比べると抑制されて振幅が減少します。明晰夢のときも同じことが起こり、初めの合図から終わりの合図までの脳波を比べると、歌の最中には脳波にはっきりとした左右差が認められ、右脳の活動が高まっていることが確かめられました。

次に、歌の代わりに「1000引く1」「1000引く2」のように順に引き算を暗算でやってもらいます。明晰夢に入ったら目で合図を送ってから暗算を開始し、決められた数のところで止め、そこで合図を送ってもらいます。計算課題は左脳で処理されますから、起きている人が暗算を始めると左脳の活動が高まり、脳波のアルファ波は右脳に比べて抑制され、振幅が減少します。明晰夢の中で計算をしても同じように左脳の活動が高まり、脳波のアルファ波は右脳よりも抑制されて低振幅になりました。明晰夢では起きているときとほとんど変わらない高次の精神活動が、自分の意思どおりに実行できることがわかります。

そこでラバージらは、この夢コントロール技術を悪夢治療に使うことにしました。「心的外傷後ストレス障害」（PTSD）にかかった人は、ほとんど毎晩悪夢が繰り返しおそってきます。この病気

は自分の力ではまったく対抗することができず、激しい暴行や虐待など孤立無援の絶望的な危機と恐怖にさらされた人に起こります。悪夢は、その危機的な恐怖場面かそれに関連するものが大部分を占め、恐怖のあまり目を覚ますことで、ようやく解放されます。

ザドラとピル（1997年）は、このように毎晩悪夢に悩まされている5人の患者にこの明晰夢誘導法を使って、悪夢が起こる頻度を抑えることに成功しています。1年後の追跡調査でも4名はほぼ完全に症状が消失し、1名も悪夢の程度と頻度が減少していました。これをきっかけに、明晰夢誘導法を悪夢治療に導入する試みが行われるようになりました。

最近のスプールマカーとボウト（2006年）の研究では、23名の患者の協力を得て、明晰夢治療法の効果を調べています。それに

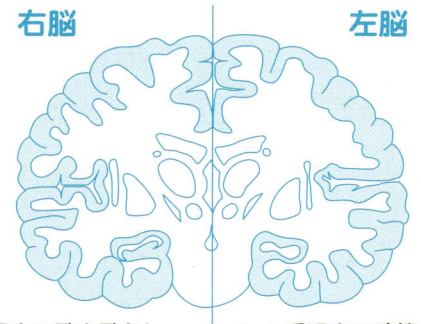

右脳 | **左脳**

レム睡眠中に歌を歌うと、**右脳**が活動する | レム睡眠中に暗算をすると、**左脳**が活動する

レム睡眠でも覚醒時と同じように左右の脳機能が活動することがわかった

よると、明晰夢治療法は悪夢が起こる頻度を下げる効果はあるようですが、睡眠の質を高めたり、心的外傷後ストレス障害という病気そのものの治療にどのようにかかわっているかは不明な点が多く、今後の臨床研究の蓄積が必要という、慎重論を述べています。

　夢の中でも元気いっぱいがんばれば、おそろしい相手も打ち倒すことができ、谷底に墜落しても無事に着地できれば、悪夢をおそれることはなく、自信を取りもどすことができます。この方法を洗練化すれば、悪夢は根本から解消できると期待されましたが、現実にはそれほど単純な話ではないようです。しかし、悪夢に飛び込んで果敢に戦うということが、悪夢の頻度を抑えることに役立っていることは、多くの研究が支持するところです。

　かつては、夢に介入してこれをコントロールするなど、できるわけがないといわれてきました。この30年間で時代は大きく変わり始めました。実験データの積み重ねが、新しい治療法の道筋と洗練化を支えてきました。今後は、臨床研究のデータからこの治療法の可能性と限界が明らかにされることでしょう。

第 4 章
睡眠時間と記憶学習

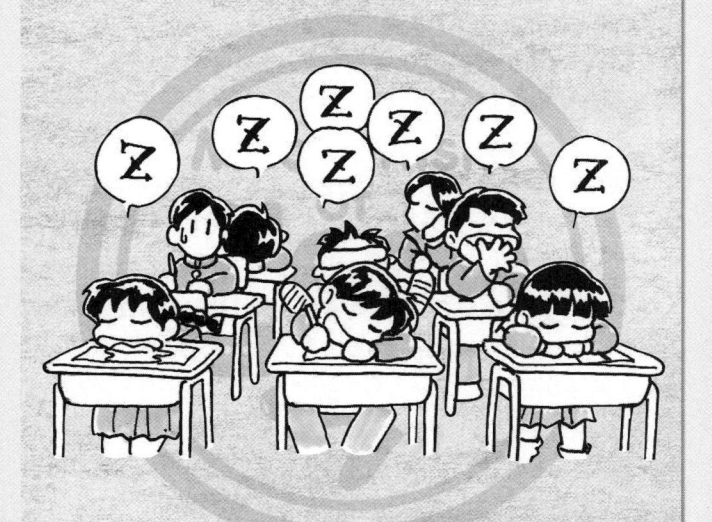

教室は睡眠不足でいっぱい もっと眠りたいのに眠れない

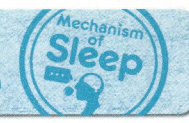

　2000年に報告された調査では、小学生の60％、中学生の67％、高校生の74％が睡眠不足を感じています。この調査は、ノートルダム清心女子大学の石原金由先生と福島大学の福田一彦先生が、岡山市と倉敷市の小学生、中学生、高校生の合計8250人を対象に行ったものです。

　表1は、その内訳を示したものです。ふだんの睡眠に満足している人の割合は、学年が進むにつれて少なくなって、高校生では22％、つまり5人に1人程度になっています。表のいちばん下に、同じ地区に住む成人3000人のデータを示しています。これと比べてみると、「不足」と答えた人の割合は成人のほうがはるかに低く、「やや不足」を加えても55.7％で、小学生よりも低い値を示しています。

　この国を背負う働き盛りの人たちの過半数が睡眠不足と感じ、日中に強い眠気を感じているということは、大きな社会問題ですので、これまでもしばしば「働きすぎ」と「夜型生活」が話題になってきました。ところがこの調査からは、**育ち盛りの人たちの睡眠不足のほうが、もっと深刻であることがわかりました。**

　睡眠不足の人が過半数を占める集団では、睡眠不足があたり前のことと受け止められ、それがさまざまな悪影響をおよぼすことに鈍感になってしまいます。朝は眠くてあたり前で、授業中に小学生が居眠りをしたり、毎日のように保健室にきて、ぐっすり眠って帰る子どもがいる。このようなことは、みなさんのお父さんやお母さんの時代には、ほとんど見ることも聞くこともなかったことです。

表1 睡眠不足に関する調査の内訳
(福田・石原、2000年)

	不足	やや不足	満足	長い
小学生(2900人)	19.2	40.2	38.7	1.9
中学生(2985人)	15.8	51.4	31.3	1.5
高校生(2365人)	21.1	53.2	22.7	3.0
成人(3000人)	7.1	48.6	43.8	0.6

(%)

小学生(4年生以上)
成人(20〜50歳台)

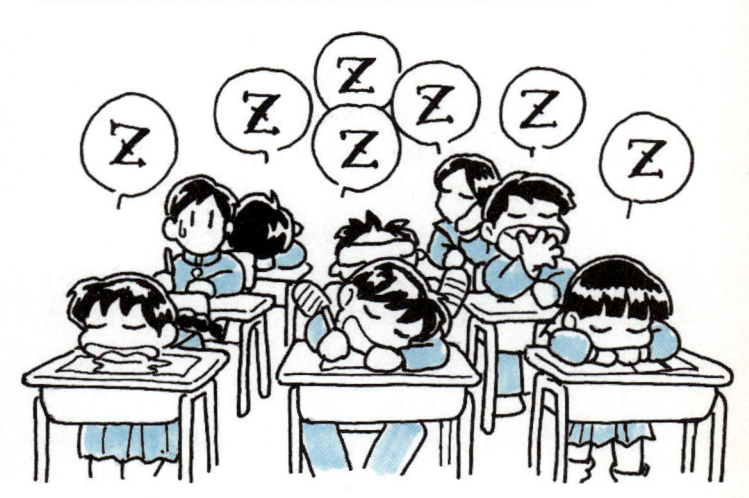

小・中・高校生の3人に2人が睡眠不足を感じている

睡眠不足になると眠い、疲れる、キレやすくなる

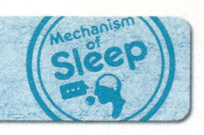

富山大学の神川康子先生は、2002年に小学校(225校)、中学校(85校)、高校(57校)の養護教諭(保健室の先生)を対象に、児童・生徒の心身の健康状態を調査しています。それによると、「生活の夜型化」は98.6％の先生が認めており、「朝寝坊」85.4％、「睡眠不足」89.3％、「朝からあくび」78.2％など、睡眠習慣の歪みがどの学年にもおよんでいることがわかりました。

さらに、朝寝坊で時間に余裕がないことや、まだしっかり目覚めていない状態で家をでることになるので、「朝食の欠食(71.2％)」や「排便習慣の未確立(79.8％)」が起こりやすくなります。ふつうは、十分に寝ていれば目覚めもよく、適度な空腹感があり、朝食もおいしく食べられます。胃に食べ物が送り込まれると、それが刺激となって腸の蠕動運動(胃結腸反射)が起こり、便を直腸に送りだします。逆に、朝食を抜くと腸の蠕動運度が起こらないので直腸に便が送られず、便意も弱いので、ついついがまんしてしまいます。朝食を抜く人に便秘が多いのはこのためです。

少し横道にそれたので、ふたたび調査にもどります。心身の不健康さを示す「情緒不安定(80％)」「キレやすい(71.9％)」「がまんできない(86.1％)」「疲れている(81.3％)」も、多くの養護教諭が認めています。

これらの項目のうち、養護教諭が「特にあてはまると感じた」ものを抜きだしてもらうと、「生活の夜型化」は小学校で59.9％、中学校76.2％、高校80.9％になり、学年が進むほど増加を示すことがわかります。また、「朝寝坊」も小学校28.2％、中学校40.3％、高校42.6％と増えており、「睡眠不足」も小学校31.6％、中学校

44.4％、高校40.4％と増加しますが、「朝からあくびする」は小学校20.3％、中学校27.0％、高校25.5％でやや横ばい状態です。また、特に中学生に顕著に現れる行動の特徴としては、「キレやすい」が74.6％、「情緒不安定」が87.3％、「がまんができない」が85.7％でした。

いじめ問題や校内暴力に関連して、荒廃する中学校や高校では「キレやすい子どもたち」が話題になりました。神川先生の研究からは、**睡眠不足が「キレやすさ」の原因となること、特に心身の成長に加速がつく大事な時期に睡眠不足になると、心の発達に重大な問題を引き起こすことがわかります。**「キレやすく」「情緒不安定」で「がまんのできない」傾向が中学生に顕著に表れていることは、注目しなければなりません。穏やかな人柄を養うためにも、もっと眠ることを考えましょう。

それにしても、「キレる」という言葉は、この20年くらいの間にまるで反対の意味に変わってしまいました。昔は、「頭の回転が速く、鋭い洞察と緻密な分析にすぐれた人」を、「キレル人」と尊敬の念を込めて呼んだものです。最近は、「正常な思考回路のどこかが突然プツンと切れて、常識外れのことをしかねない危ない人」という意味で使われています。

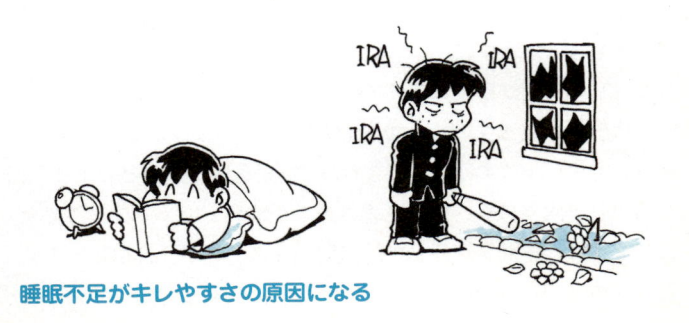

睡眠不足がキレやすさの原因になる

睡眠時間は確かに短くなっている

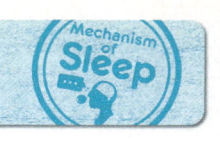

　表2は、NHK放送文化研究所が1960年に行った調査と、2000年の石原先生と福田先生の調査から、睡眠時間を比べたものです。

　1960年代の小学生（4〜6年）は、平均して9時間22分寝ていましたが、2000年では8時間40分に短縮され、この40年間で42分も睡眠時間が短くなっています。中学生の場合は8時間37分寝ていたのが7時間21分になり、76分間の短縮になっています。さらに高校生では、7時間50分からついに7時間を切って6時間14分にまで少なくなり、96分の短縮になっています。

　これらの結果から、**日中に眠さを感じるのは気のせいでも思いすごしでもなく、本当に睡眠が不足している**ことがわかりました。睡眠不足の解消には、あと1時間から1時間半ほど睡眠時間が必要だろうと思われます。

　睡眠不足は、眠気や疲労感とともに、不機嫌などの不愉快な症状を引き起こすだけでなく、その不足分は翌日にもち越され、次々と加算されて増加します。このもち越し分を、専門用語で「睡眠負債」といいます。負債が積み重なって大きくなると、脳の睡眠システムはその返済を求めて強い眠気を引き起こし、睡眠状態に引き込もうとします。

　こうして負債が限度に達すると、いつでもどこでもすぐ眠るという状態になります。まるで"眠りの達人"のように見えますが、居眠り事故を起こす可能性がきわめて高い危険な人だといえます。授業中の居眠りにも、同じメカニズムが働いています。ここで大切なことは、睡眠を管理している脳のシステムが、日中にどのくらいの時間、どのように覚醒していたかに合わせて、夜の眠りの

長さと深さをセットすることです。睡眠の働きが疲労の回復をはじめ心身機能の点検と修復であることを考えれば、これは当然のことです。

したがって、今晩の徹夜に備えてあらかじめ寝だめをしておこうとしても、**将来に向けて睡眠を準備することは残念ながらできません**。徹夜の前にいつもより長い睡眠をとっておくと、寝なかったときよりも眠気が軽く感じられるのは、それまでにたまっていた睡眠負債が長寝で返済されたからなのです。

それでは、睡眠負債がどの程度たまっているか、その大きさを測るとすれば、どのような方法が考えられるのでしょうか。もっとも簡単な測り方は、平日と休日での睡眠時間の差をとることです。差が大きいほど平日の睡眠が不足しており、その分だけ大きな負債を抱えていたと考えることができます。

表2 夜型社会の睡眠不足
（NHK放送文化研究所　1960年、福田・石原、2000年）

	小学生	中学生	高校生
1960年	9時間22分	8時間37分	7時間50分
2000年	8時間40分	7時間21分	6時間14分
差分	42分	76分	96分

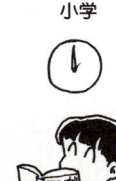

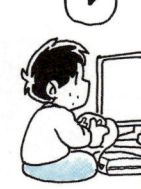

どの学年も夜型社会の影響を受けて「睡眠負債」をため込んでいる

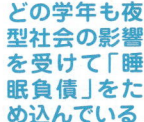

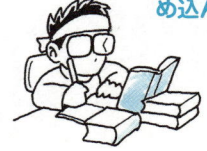

休日の寝だめと朝寝坊

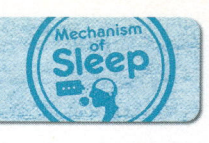

　図1は、就床時刻、起床時刻、睡眠時間の平日と休日の差を、学年間で比較したものです。

　まず就床時刻から見ていきましょう。平日は小学生が10時5分に就床し、中学生は11時23分に、高校生は翌日の午前0時29分に就床しています。休日には大幅な夜更かしが起こると予想されたのですが、高校生の場合はもう限界にきていたからでしょうか、小学生とほぼ同じ19分の遅れにとどまっています。ところが中学生では、午前0時10分と平日よりも47分間の遅れを示しています。このように、休日の夜更かしは中学生に顕著に表れています。

　ところで、学年が進むにつれて就床時刻が遅くなっていることがわかります。これは年齢の効果と考えてもよいと思いますが、どの学年も非常に遅く感じられます。中学生と高校生が遅いだけでなく、小学生でも大変遅いのです。40〜50年前は、NHKの国民生活時間調査でも、国民の50％が就床する時刻を「平均的就床

1960年代

PM 10:00

国民の半数が就床していた

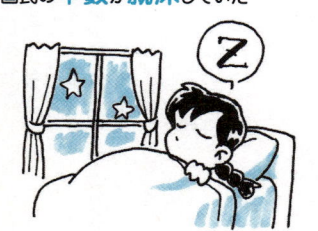

深夜放送、深夜族、深夜割増料金など、午後10時以降は「深夜」と呼ばれた

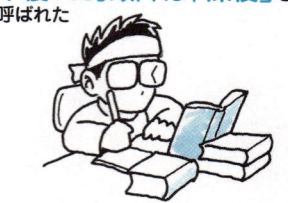

時刻」と考えていました。1960年では、この時刻は午後10時です。午後10時を境に「深夜」と呼び、ラジオも深夜放送となり、タクシーも深夜割増料金に切り替わりました。さらに、夜の10時過ぎまで街中をうろうろする人たちを、深夜族と呼びました。

　第1章でふれたように、**午後10時には睡眠の第1ゲートが開き、夜の睡眠を開始する体の態勢が整います**。このときに国民の半数が床についているということは、生理学的に見ても実に合理的といえます。ただしこれは成人の話で、小学生では高学年であってももっと早い8時半からせいぜい9時までに寝ました。小学生が夜10時過ぎまで起きているということは、ありえないことだったの

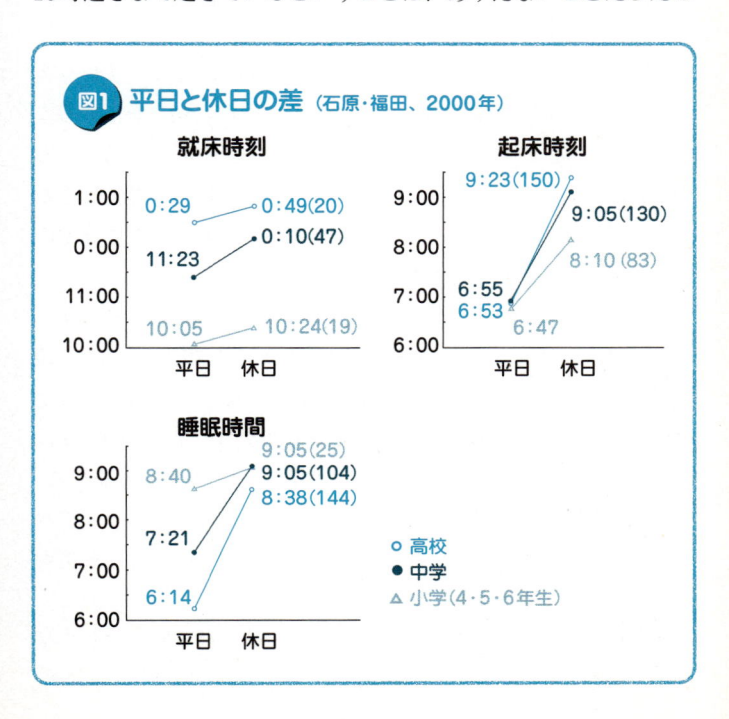

図1　平日と休日の差（石原・福田、2000年）

就床時刻

	平日	休日
高校	0:29	0:49(20)
中学	11:23	0:10(47)
小学	10:05	10:24(19)

起床時刻

	平日	休日
高校	6:55	9:23(150)
中学	6:53	9:05(130)
小学	6:47	8:10(83)

睡眠時間

	平日	休日
高校	8:40	9:05(25)
中学	6:14	9:05(104)
小学	7:21	8:38(144)

○ 高校
● 中学
△ 小学（4・5・6年生）

です。

　中学生や高校生が夜11時まで起きているということも、きわめて異常なことでした。現在の夜型社会では夜更かしがごくふつうのことになり、なみ外れて異常な生活習慣がごくあたり前のことと考えられています。このような夜型社会では、平均的であることが必ずしも健康で安全とはいえなくなっています。

　次に、起きる時刻を見てみましょう。平日はどの学年も7時少し前に起きています。学校の始業時刻に合わせて、起きる時刻がそろっています。ところが休日になると、平日より大幅な朝寝坊が起こっています。

　小学生でも8時半を超えて寝坊しています。中学生と高校生は2時間以上の大幅な朝寝坊で、9時過ぎまで寝ています。生体リズムを正しく24時間周期に整えるためには、早朝に朝日を浴びることが重要です。それからすると、午前9時はその調整作用がそろそろ終わる時間帯に差しかかっています。**平均値より遅く起きた人は、リズムの調整が不十分なままその日をすごすことになるので、生体リズムの乱れが心配されます。**

　睡眠負債を返済するために、とにかく長く寝ればよいと考えるのは、実は正しいことではありません。昼ごろまで寝ていると、頭がボーッとして能率の悪い1日になります。睡眠不足の解消のためには、睡眠時間の確保がなによりも大切なのですが、朝寝坊は生体リズムを乱す危険があるものですから、お勧めできません。むしろ睡眠負債がたまっている人ほど、早く眠くなるはずですから、早寝をお勧めします。中学生に見られる休日の大幅な夜更かしは、このことからも不健康なことといえます。

　最後に、睡眠時間を見てみましょう。平日の睡眠時間は、小学生が8時間40分、中学生が7時間21分、高校生が6時間14分です。

この時間は、表2に示したように、その40年前の1960年の睡眠時間よりも42～95分も短くなっています。

仮に1日あたり90分の睡眠負債を抱えたとしますと、週末にはその5倍の450分になります。これを土曜と日曜の睡眠で返済しようとすると、それぞれで225分、およそ4時間の延長が必要になります。実際には高校生でも144分、2時間24分の延長ですから、返済は半分程度にとどまっています。

もちろん睡眠負債とその返済は、このような単純な足し算や引き算で成り立っているわけではありません。睡眠負債の返済を深い睡眠で行えば、短時間で処理できると考えることもできますが、**中学生と高校生に見られる休日の寝だめが2時間以上におよんでいることは、平日の睡眠時間がいかに短いかを物語っています。**

週末の2日間で解消できないほど大きな睡眠負債を背負っていると、週末まで待つことができず、平日の日中に居眠りしたり、耐えがたい眠気から仮眠を取らなければならないような状態になります。授業中の居眠りは、昨日や今日の睡眠不足が原因というよりも、もっと長期間にわたって蓄積した、慢性的な睡眠不足の表れとみるべきです。

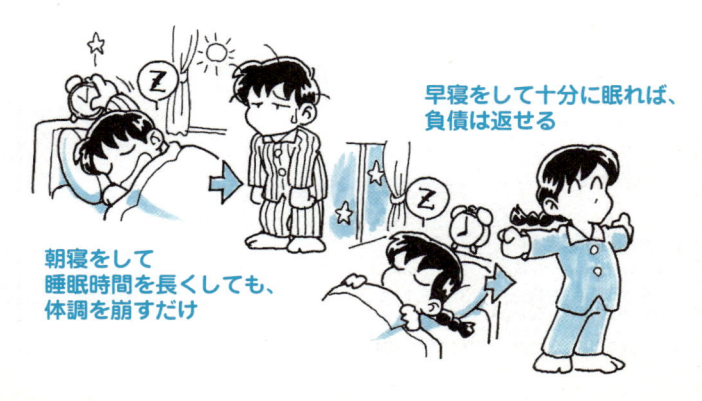

朝寝をして睡眠時間を長くしても、体調を崩すだけ

早寝をして十分に眠れば、負債は返せる

月曜日のユウウツ

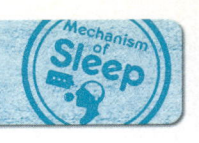

表3に、休日の寝だめと朝寝坊の実態をまとめてみました。

平日の朝は登校のために早起きをしますから、夜更かしした分、睡眠時間は短くなります。その**不足分を休日に取り返そうというのが寝だめですが、夜更かしはそのまま続けて、朝寝坊で睡眠時間を延長しようとすると、生体リズムが乱れる**おそれがでてきます。実際、週休2日制が始まったころに、「ブルーマンデー(月曜日の憂鬱)」という現象が話題になりました。月曜は朝から憂鬱で気力も意欲もしぼんだ状態となり、なにをやってもうまくいかなく、イライラして腹のたつことも多い。このような現象が、働き盛りのビジネスマンに現れ、社会に衝撃を与えました。

こうした症状は、金曜の夜から極端な夜更かしと朝寝坊を続け、月曜の朝になって急に早起きした人に強く現れます。一種の時差ぼけ状態といっていいでしょう。月曜日は起床時刻の前進と睡眠時間の短縮が起こりますから、生体リズムにかかる負担がいちばん激しく、症状も重くなります。

表3 休日の寝だめと朝寝坊の実態
(石原・福田、2000年)

	高校生	中学生	小学生
睡眠時間 (休日－平日)	2時間24分	1時間44分	25分
就床時刻(遅れ)	20分	47分	19分
起床時刻(遅れ)	2時間30分	2時間10分	1時間23分

この現象はビジネスマンだけではなく、老人から幼児まで広く見られる現象であることがわかり、夜更かしと朝寝坊は精神の健康をおびやかす危険な行為であるという認識が生まれました。また、憂鬱な気分は月曜日にかぎらず、慢性的に人々を苦しめていることもわかってきました。

　表3にある3つの項目で、週平均から2時間以上変動するものが週4回以上になると、「不規則生活」と分類します。金曜と土曜の夜更かしと翌朝の朝寝坊が2時間を超えていたら、これで4回の基準を満たしています。さらに睡眠時間の急な延長が2回、月曜の朝の急な早起きと睡眠時間の短縮でさらに2回が加わると、変動は延べ8回となり、リズム障害を起こす危険がだんだん高くなっていきます。

　高校生では、不規則生活の範囲に該当する人がかなり多いと推測されます。中学生も平均値以上の人たちでは、不規則生活に分類される人がでてくるものと思われます。あなたは大丈夫でしょうか？　睡眠負債を返済するために、**睡眠時間を延長したいときは早寝が基本**ですが、そもそもお金も睡眠も負債をもたない身軽な生活スタイルを身につけたいものです。

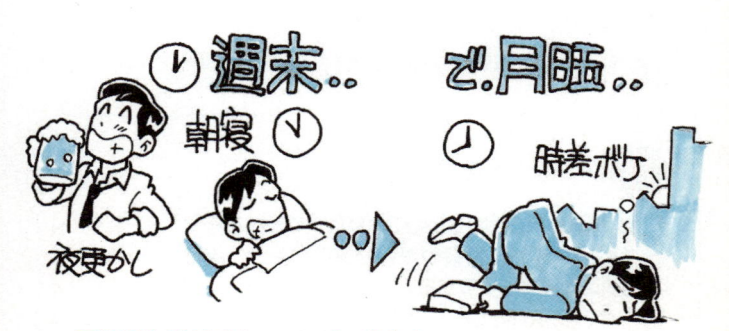

不規則生活がブルーマンデーを生む

寝る時刻が遅いほどイライラしやすい

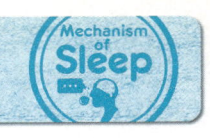

中学生の67％が睡眠不足を感じており、この睡眠不足が続くと眠いだけではなく、イライラして不機嫌になりがちです。すでに述べたことですが、睡眠不足が続いて眠気が強くなると、耐えられずに夕方の5時ごろに1〜2時間の仮眠をとる人がでてきます。

この時間に1時間以上の長い仮眠をとると眠気は消えるのですが、夜の睡眠の始まる時刻が夜中の1〜2時と大幅に遅れ、眠りも浅くなります。その結果、**仮眠が睡眠不足を生み、睡眠不足が仮眠を生むという悪循環**が起こります。それにともなってイライラも強くなり、衝動的でキレやすい状態が増えてきます。

図3は、福島大学の福田先生が、中学生5461人を対象に行った調査結果を示したものです。縦軸は「イライラ得点」を示し、横軸は就床時刻を示しています。このイライラ得点というのは、図2に示した4項目について、この2〜3カ月のうちで「よくあてはまる」（4点）から「まったくあてはまらない」（1点）までで回答してもらい、合計したものです。ですから、得点は4点から16点に分布し、8点がほぼ中央ということになります。

白丸（○）は、仮眠のないグループのイライラ得点を示したもの

図2 アンケートの質問

❶ ちょっとしたことでもすぐに怒りだすことがある　　　1・2・3・4
❷ すぐどなったり、言葉づかいがあらくなってしまう　　1・2・3・4
❸ なんとなくイライラする　　　　　　　　　　　　　　1・2・3・4
❹ むやみに腹がたつ　　　　　　　　　　　　　　　　　1・2・3・4

です。睡眠不足があったとしても、それほど深刻な状態ではないグループで、得点も8点付近にあります。しかし、このグループでも寝る時刻を1時間刻みで比べてみますと、夜10時に寝るグループがもっとも得点が低く、寝る時刻が遅くなるほど得点は右上がりに高くなっています。

この傾向は仮眠が週1〜2回（□）と、3回以上（△）のグループにも共通して認められます。仮眠が必要なグループの得点は、夜10時で比べると仮眠なしのグループよりも高いので、睡眠不足の累積はイライラ得点を高めていることがわかります。さらに同じ睡眠時間でも、就床時刻が遅いと気分や感情をコントロールできなくなるようです。このことからも、**睡眠は十分な量に加えて、適切なタイミングで取ることが重要で、早寝・早起きが快適睡眠の基本**であるといえます。

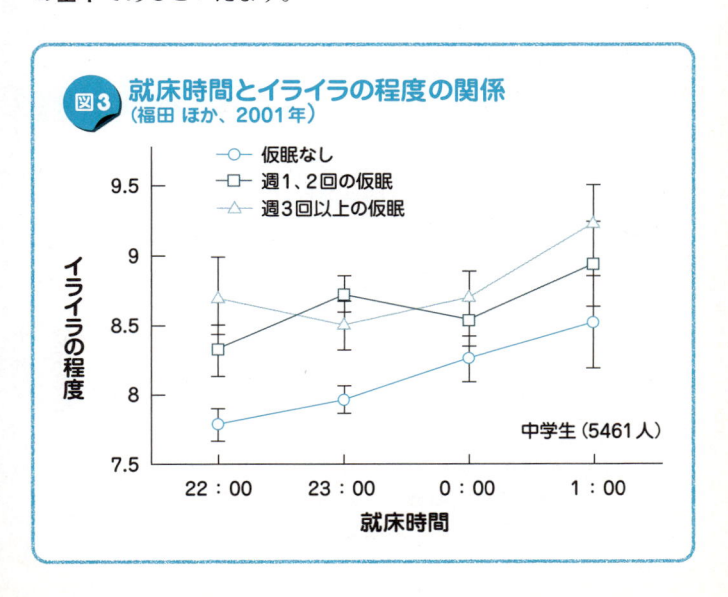

図3 就床時間とイライラの程度の関係
（福田 ほか、2001年）

- ○ 仮眠なし
- □ 週1、2回の仮眠
- △ 週3回以上の仮眠

中学生（5461人）

横軸：就床時間（22:00、23:00、0:00、1:00）
縦軸：イライラの程度（7.5〜9.5）

睡眠時間が短いと成績がふるわない

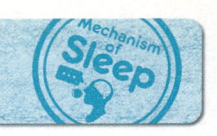

図4は、アメリカの高校生3120人を対象に、平日の寝る時刻と睡眠時間が学校の成績とどのように関係しているかを調べたものです。左側の縦軸は睡眠時間、右側の縦軸は就床時刻を示し、横軸は学業成績を4段階に分けて示しています。評価がAとBのグループは成績が上位で、優秀な生徒です。C評価は合格ですが、AやBに比べるとやや成績が低くなります。DとFは不合格か、その可能性がかなり高いグループです。

まず、睡眠時間（□）を比べてみましょう。AとBのグループは7時間22分と7時間21分寝ています。Cグループでは7時間4分に下がります。成績の振るわないDとFは、7時間台を切り6時間48分まで短くなっています。このことから、**成績がよい生徒ほど十分な睡眠をとっている**ことがわかります。

次に、就床時刻（●）の影響を見てみましょう。成績が優秀なA

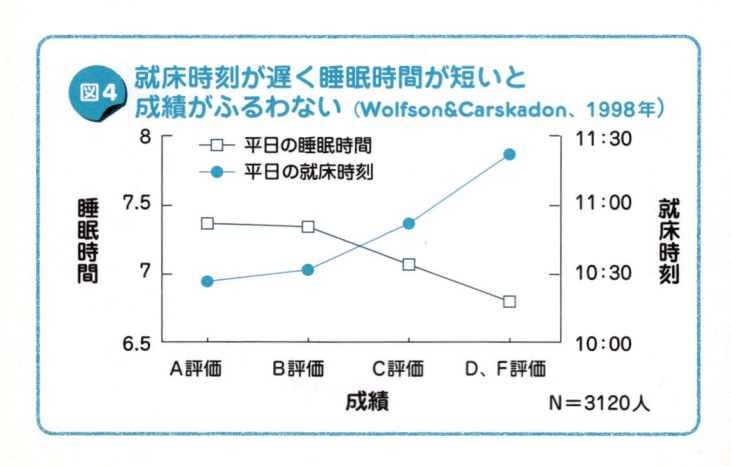

図4 就床時刻が遅く睡眠時間が短いと成績がふるわない（Wolfson&Carskadon、1998年）

N＝3120人

とBのグループは、夜の10時27分、10時32分には床についています。それがCになると、10時52分と11時近くまで遅くなり、DとFでは11時を超えて11時22分まで起きています。このことから、**寝る時刻が遅くなるほど成績がふるわないことがわかります。**

ところで、この図4の睡眠時間を表2の日本の高校生（6時間14分）と比べてみると、A・Bグループで1時間、Cグループで40分、D・Fグループと比べても日本の高校生のほうが30分ほど短いことになります。国際比較では、日本の中学生と高校生の睡眠時間が極端に短いことがしばしば指摘されていますが、ここでもそのことを確かめることができました。

寝る時刻で比較すると、アメリカの高校生は10時半より前に寝ていますが、日本の高校生の就床は午前0時29分ですから、2時間も遅いことになります。確かに日本の高校生は、夜型社会の影響を受けて夜更かし・朝寝坊の傾向が強まっていますが、それにしてもこの差は大きすぎます。

この理由として、アメリカの高校の始業時刻が朝7時とか7時半と、日本よりも1時間ほど早いことが影響していると考えられます。州によってずいぶん様子は違いますが、この研究が行われたロードアイランド州も1時間早い始業ですので、朝は6時かそれよりも少し前に起きなければ間に合いません。どのような理由からこのような早い始業時刻が採用されているのか、そのくわしい理由はわからないのですが、アメリカの高校生は日本と比べると1時間早起きするのがふつうなのです。

そこで、この1時間を差し引いたらどうでしょうか。それでもまだ日本の高校生は、寝るのが1時間遅いことになります。やはりもう1時間早く寝て、睡眠時間を7時間以上に保ち、イライラしたり居眠りなどせずに、機嫌よく暮らしてほしいと思います。

小学生も睡眠不足では成績がふるわない

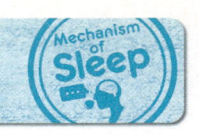

　図5は、睡眠時間と学業成績の関係を図示したものです。これは2005年に広島県教育委員会が行った「基礎・基本」定着調査（小学5年）の成績を、1時間刻みで睡眠時間と対応させて比較したものです。縦軸の通過率とは各設問の正解率を平均したものですから、100点満点の成績と見ることができます。

　この調査では、**睡眠時間が8～9時間のグループがもっとも成績が高く、それより長くても短くても成績は下がります**。小学5年生で睡眠時間が6時間以下というのは極端すぎますが、その子たちを含め、5時間以下の児童は注意して見守る必要があるでしょう。記憶違いならよいのですが、もし本当に寝た時刻と起きた時刻で計算して5時間以下ならば、睡眠障害の心配があります。日中にあくびや居眠り、さらには強い眠気を訴えてないかを調べたいところです。

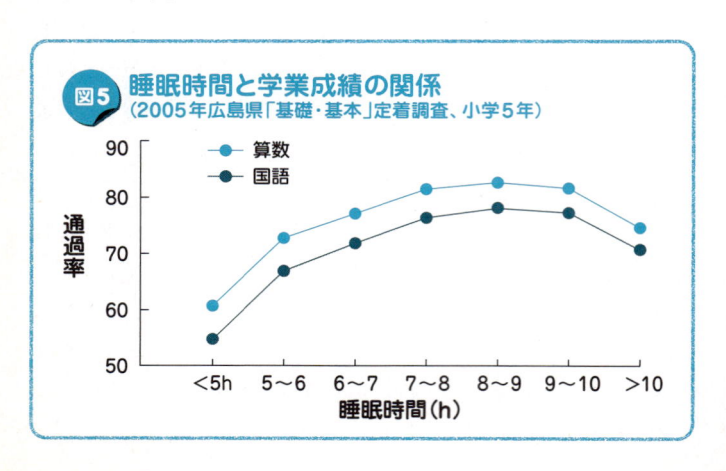

図5 睡眠時間と学業成績の関係
（2005年広島県「基礎・基本」定着調査、小学5年）

睡眠時間が短くなると学業の成績が下がることは、十分納得できます。ところで、10時間以上眠っているのであれば、成績はさらに上がってもいいと思えるのですが、なぜ下がるのでしょうか。この点について東京北社会保険病院の神山 潤先生は、小学校5年生になってなお10時間以上も睡眠時間を必要とする場合は、睡眠の質に問題があり、睡眠時間を長くして効率の悪さを補っている可能性を指摘しています。

　たとえば、のどや鼻の病気で呼吸が苦しく、ときどきのどが詰まったりすることが原因で、夜中に何度も目が覚めてしまい、ほとんど深い睡眠に到達できないことがあります。「睡眠時無呼吸症」という病名を聞いたことがあるでしょうか。子どもでもいびきをかく人はいますし、呼吸のしにくさが原因で目が覚めてしまう人もいます。あるいはもっと別の病気で、寝ても寝ても寝足りない「過眠症」にかかっていることも考えられます。

　そこで神山先生は、このような**睡眠時間が極端に長いグループの子どもたちの様子を注意して見守ってほしい**と、小学校の先生方に呼びかけています。さらに、このような子どもたちの能力を高める学習方法があるかもしれないと、その開発に向けた関心と努力の必要を訴えています。

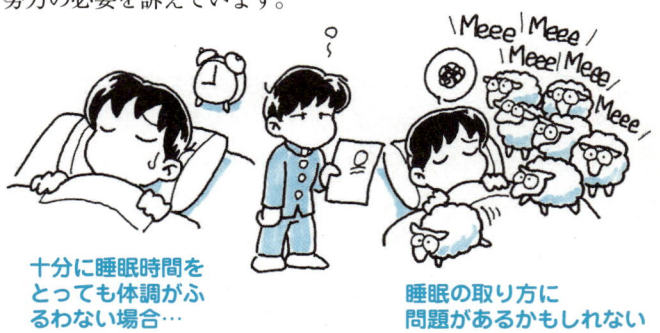

十分に睡眠時間をとっても体調がふるわない場合…

睡眠の取り方に問題があるかもしれない

なぜ早く眠らないのか

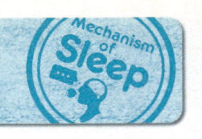

　1993年の東京都教育委員会の調査によると、**夜更かしの理由は**「なんとなく」が37％でもっとも多く、次が「テレビを見ていて」が33％で、「勉強」を理由に挙げたものは19％でした。

　2006年の日本学校保健会の調査でも、小中高生のどの段階でも「なんとなく」が第1位ですが、中学生や高校生では「宿題や勉強で寝る時刻が遅くなる」（33〜49％）、「深夜テレビやビデオを見ている」（32〜40％）、「携帯電話やメールをしているから」（14〜33％）などが理由として挙げられています。習いごとや塾、学校の予習復習、宿題と多忙なために、本当はもっと眠りたいのだけれども眠れないという生徒が、30％以上いるということです。

　このために睡眠不足になり、授業に注意が集中せず、学習効率が下がってしまうことが考えられます。このようなケースでは、学習課題の量が適正であるかを見直す必要があると思います。ここで注意したいことは、宿題が多く、予習や復習に時間がかりそうな日でも、テレビを見たり、ビデオも見たり、携帯電話でメールの交換をし、さまざまな習いごとにも精をだしているのではないか、ということです。これでは眠る時間がなくなってしまいます。

　生活習慣をもう一度見直し、まずはなんとなく夜遅くまで起きていることはやめましょう。また、夜中に1時間も2時間もメールをやり取りするのも見直しましょう。睡眠時間を切り詰めてでも送らなければならない重大なメールは、それほど多くありません。**おもしろい深夜番組で発散するストレスと、睡眠不足で背負い込むストレスでは、後者のほうがずっと大きいことはすでにおわか**りのことと思います。

記憶研究の最近のトピックス
睡眠中に記憶がよくなる

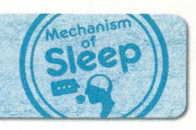

　最近の記憶研究では、**よく眠ると翌朝の成績は前の晩にやったテストの成績よりもよくなる**ことに注目が集まっています。これまでの記憶研究でも、単語の記憶は覚えたらすぐ寝てしまうほうが、起きてがんばり続けるよりもよい成績を示すことがわかっていました。

　いまから20年前は、眠っている間に記憶がよくなるとはまったく考えられていませんから、単語の記憶も100％記憶できるまでがんばらせ、どれだけの間その記憶をもちこたえることができるかを調べました。忘れてしまうことを心理学では「忘却」といいますが、まさに忘却との戦いが記憶研究の焦点で、忘却を防ぐ方法の開発に努力が集中しました。

　ところが自転車に乗るとか、字を上手に書くという技能の習得や、わずかな傷も見逃さず的確に見つけて取り除く名人の目は、いきなり100％の水準に到達できません。長い間の努力の積み重ねで「やり方」を身につけていきます。このような長い期間かけて習得する学習をていねいに検討すると、睡眠後の成績は忘却の程度が少ないだけでなく、むしろ向上していることがわかってきました。

　そこでほかの記憶研究でも、最初の学習基準を60％程度にして打ち切り、眠ったあとで成績が伸びるかどうかを調べるようになりました。すると、よく眠ると翌朝の成績が上がることが、さまざまな種類の記憶にも起こっていることが確かめられ、睡眠研究のトピックスとして熱い注目を集めることになりました。これは1990年代に入ってからのことです。

技能の記憶は睡眠中に再処理されている

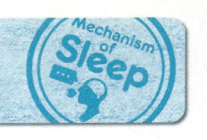

　ワープロやピアノの練習では、指とキーや鍵盤の関係をしっかりと頭に刻んでおかなければ、速く正確に文章を書いたり、楽曲を弾くことはできません。このような技能の習得過程では、何日もかけて少しずつ上達していきます。そのため、前の晩に測った成績よりも、翌朝のテストの成績のほうが、なにもしていないのに10〜20％もよくなるということが起こります。

　ハーバード大学のウォーカーのグループは、図6のように小指から人差し指までに番号をつけ、数字キーと対応させました。[4]

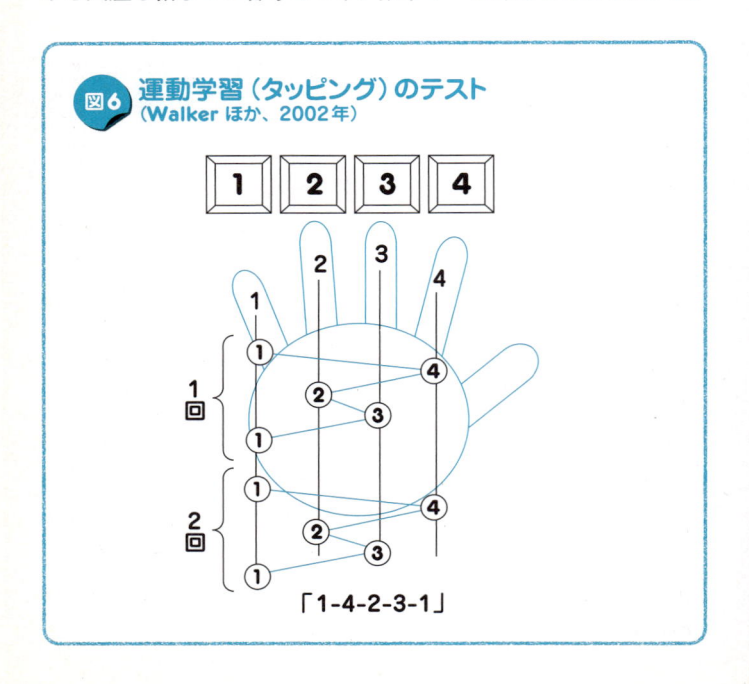

図6 運動学習（タッピング）のテスト
（Walker ほか、2002年）

「1-4-2-3-1」

という数字キーは、左手の人差し指で押さなければなりません。コンピュータディスプレイに「1－4－2－3－1」という5つの数字がでてきたら、すばやく対応する指で正確に入力します。これを30秒間でどれだけ入力できるか測ったのです。

目で読み取った数字の系列を順序正しく入力できるようにするためには、**目（入力）と手指（出力）の間に新しい神経回路を作らなければなりません**。当然、何日かかけてだんだんうまくなるわけです。そこでウォーカーは、12時間ごとに練習とテストを繰り返し、練習後の12時間そのまま起き続けてテストを受ける条件と、練習後の12時間で睡眠をとってからテストを受ける条件を比較しました。

図7のグラフのAは、午前10時に練習したものです。そのときの成績は、およそ23系列程度でした。棒グラフの先に突きでている横の線は、誤差の範囲を示しています。12時間後の午後10時にテストしますと、わずかですが1系列分多く入力できていました。増加率は3.9％ですが、これは誤差の範囲です。

テストが終わったら、参加者は自由にふだんと同じ時間の睡眠をとり、翌朝、午前10時にふたたびテストを受けました。すると27系列と飛躍的に成績が上がっていました。この向上率は、偶然ではありえない結果であることが確かめられました。ただし、日中にわずかですが成績が上がっているのは、ひょっとすると秘かに指を動かして練習（リハーサル）をしていたのかもしれません。

そこでBのグループでは、ミット型の手袋を次のテストまでの12時間はめてもらい、指の練習ができないようにしました。すると、手袋をしても4.3％の増加が見られました。これも偶然誤差の範囲ですが、眠らなくてもゆっくりと目と手の間に神経ネットワークを作る過程が進行している可能性を示しています。

しかし、なんといっても睡眠をはさむと19.7％も増加します。この条件では、最初の学習からちょうど24時間がたっています。それでは、練習とテストの間隔を12時間にして、夜に練習してすぐに眠ったら、翌朝の成績はもっと高くなるでしょうか。残念な

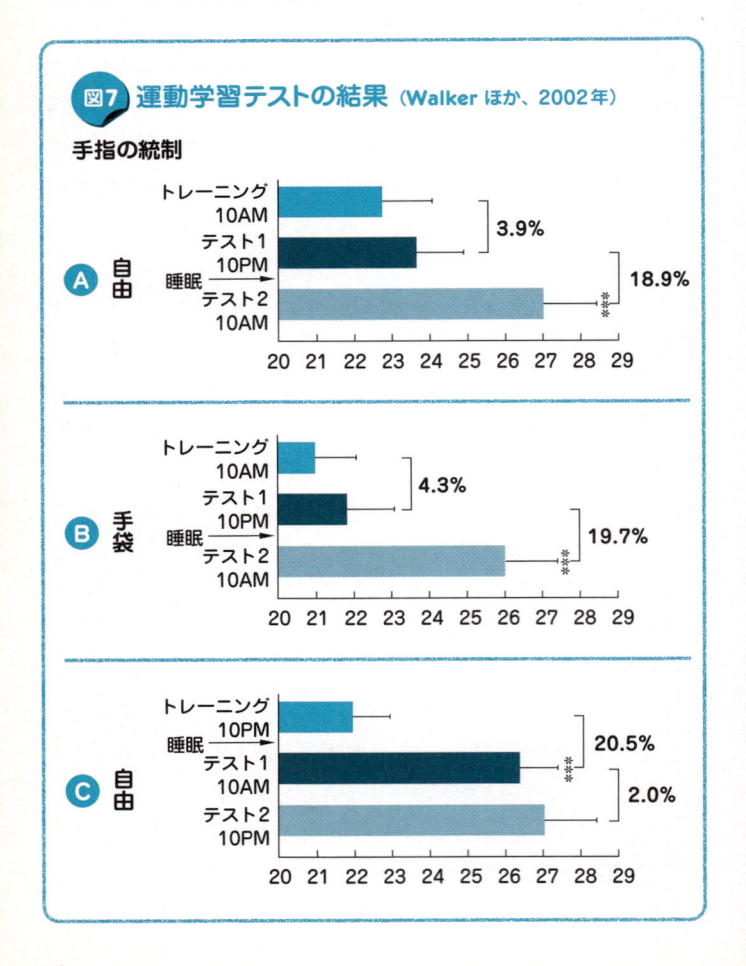

図7 運動学習テストの結果 （Walkerほか、2002年）

手指の統制

A 自由
- トレーニング 10AM
- テスト1 10PM : 3.9%
- 睡眠 → テスト2 10AM : 18.9% ***

B 手袋
- トレーニング 10AM
- テスト1 10PM : 4.3%
- 睡眠 → テスト2 10AM : 19.7% ***

C 自由
- トレーニング 10PM
- 睡眠 → テスト1 10AM : 20.5% ***
- テスト2 10PM : 2.0%

がら、すぐに眠っても増加率は20.5％で、24時間の間隔を開けたときとほとんど変わりませんでした。このグループでも、日中に行った1回目と2回目のテストの得点に、2％の増加が見えます。誤差の範囲ですが、**練習した内容は無意識のうちに昼も夜も再学習が行われ、睡眠中に特にそれが顕著であることがわかりました。**

ウォーカーたちは、この再学習はどの睡眠状態で起こっているのか系統的に調べています。その結果、成績の向上は睡眠段階2に関係しており、特に、**全睡眠時間を4等分した最後の第4区間に占める睡眠段階2の割合が多い人ほど、成績の向上率が大きい**と報告しています。

夜更かしして睡眠時間が短くなると、朝方の睡眠が歪んでしまいます。鮮やかな指さばきを身につけたいと思う人は、早起き・早寝を心がけてみましょう。早起きの人が上手にキーを打てるのは、「よく寝て頭がすっきりしているからだ」と考える人もいます。それもあるでしょう。しかし、朝方の眠りにこのような秘密が隠されていたのです。

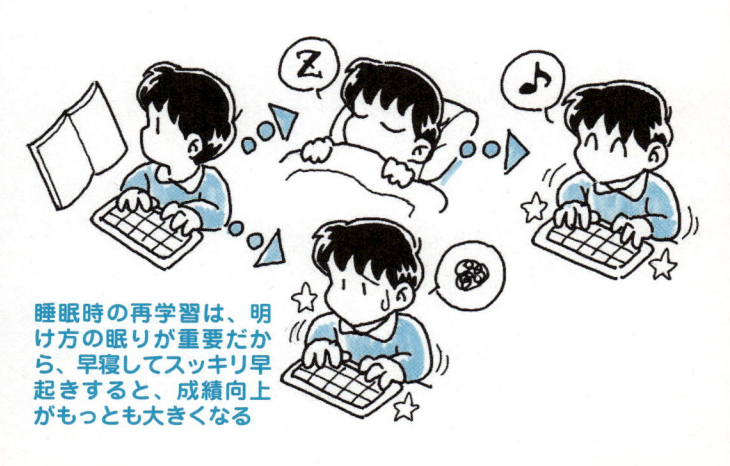

睡眠時の再学習は、明け方の眠りが重要だから、早寝してスッキリ早起きすると、成績向上がもっとも大きくなる

瞬間視のパターン識別は徐波睡眠とレム睡眠で再処理されている

　ハーバード大学のスティックゴールドのグループは、図8の図形AとBのどちらかを17ミリ秒だけ瞬間提示し、画面の中央にあるローマ字「T」と「L」を読み取ると同時に、画面のどこかに現れる斜線「///」が縦並びか、横並びかを識別する「パターン識別学習」を行い、この学習にも睡眠による成績向上が現れるかを調べています。

　1ミリ秒とは1000分の1秒ですから、17ミリ秒でパターン識別をするということは、非常に短い"瞬間視"です。この識別力は天性のものと考えている人も多いと思いますが、実は努力と練習で獲得できるのです。優秀なバッターには飛んでくるボールの縫い目が見えて、回転の方向を読み取ることができるといいます。的確に球筋を読んでいるので、打ち返すことができるのですが、それが意識できることか、意識下で自動化された視覚——運動ネットワークが働くからか、まだくわしいことはわかっていません。

　しかしながら、17ミリ秒という短い時間でも、練習すると中央の文字がはっきりと見え、斜線のパターンが浮きでて見えるようになります。これを「ポップアップ (pop-up) 現象」と呼びます。このときに、細かく注意深く探すよりも、中央の文字に視点をおいて周囲をぼんやりとながめます（これを周辺視といいます）。こうするほうがポップアップの効果がいっそう強く現れます。肩の力を抜いてながめればよいので、このほうが疲れません。

　しかし、それではすぐに読めるようになってしまって、記憶の蓄積と飛躍的な向上を見るのには向いていません。そこで、下の図のようなマスク図形というのをポップアップ図形の次に17ミリ

図8 瞬間視のパターン識別力は睡眠中に促進する
(Stickgold ほか、2000年)

凝視点
図中央のT/L

ポップアップ・
パターン

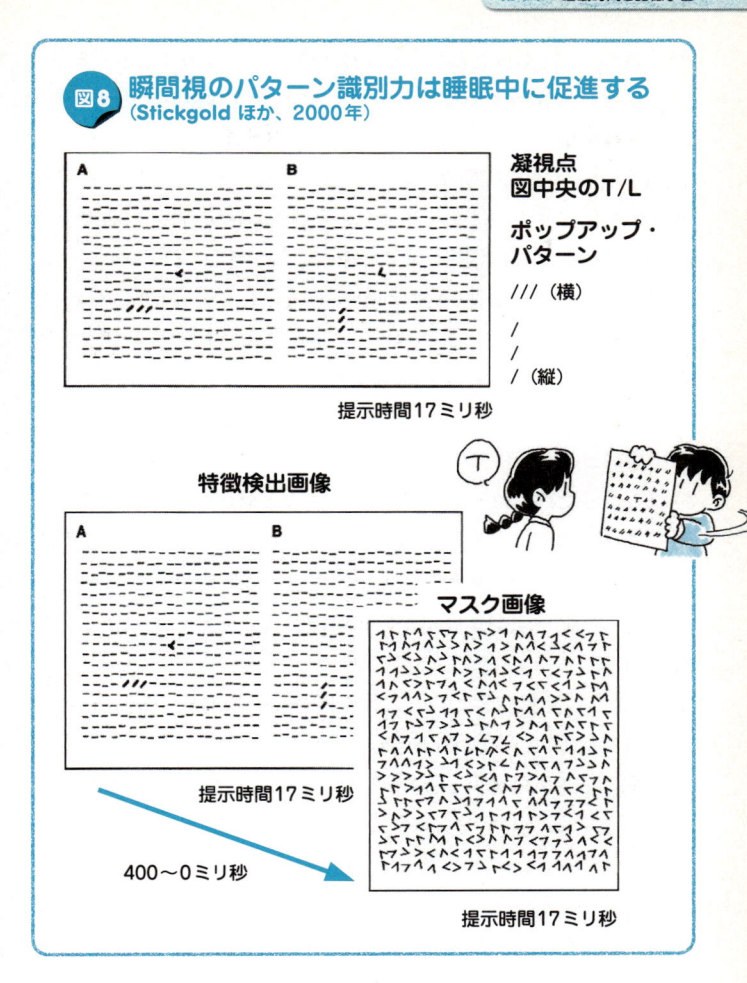

///（横）

/
/
/（縦）

提示時間17ミリ秒

特徴検出画像

提示時間17ミリ秒

400〜0ミリ秒

マスク画像

提示時間17ミリ秒

秒間提示して、妨害をかけます。2つの図形の提示間隔が400ミリ秒のときは、2つの図形は次々と現れ、消えていきます。200ミリ秒以下になってくると、だんだん2つの図形が重なって、初めの

ポップアップ図形がどれであったかわからなくなってしまいます。次の刺激が前の刺激を隠してしまうので、「マスキング現象」といいます。

熟練した人では、間隔が100ミリ秒以下になっても最初の図形の特徴を見失うことはありません。正解率が80％の提示間隔を瞬間視の成績として、睡眠による成績向上が可能かどうかを調べました。練習直後の成績（刺激間隔）からテストの成績（刺激間隔）を引いて変化量（ミリ秒）を調べると、刺激間隔が短くなるほど成績が向上したことを示す結果になりました。

練習当日に睡眠をとらず、覚醒を続けた場合では、テスト成績の平均は−5ミリ秒でほとんど変化しません。ところがその日に睡眠をとった群では、平均12.3ミリ秒の短縮が起こりました。睡眠による成績向上が単なる誤差ではないことも、数学的に確かめられています。この睡眠中の成績向上は、睡眠時間の長さと関係があり、睡眠時間が長いほど成績の伸びもよいことがわかりました。

図9からは、練習日の夜にとった睡眠の合計時間（横軸）と、成績の向上量（ミリ秒単位の短縮）の関係を示す直線が交差するのが、睡眠時間が6時間のところであることがわかります。6時間以下の睡眠では、成績の向上量がマイナスになり、かえって悪化しているのです。

そこでスティックゴールドたちは、**パターン識別の学習では少なくとも6時間以上の睡眠が必要**としています。ここで誤解がないように注意を喚起したいのですが、この研究に参加した人たちは18〜25歳でした。この年齢よりも若い人に必要な睡眠時間は、もっと長くなると考えられます。6時間以上であれば、寝ているうちに能力がアップすると単純に考えないでください。睡眠不足

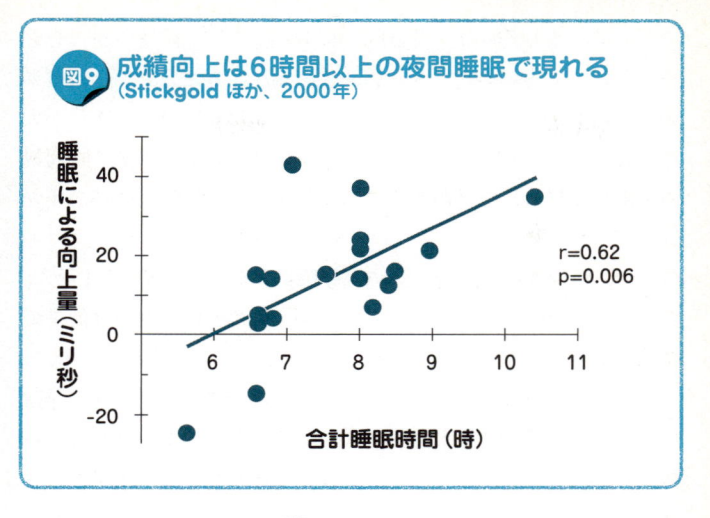

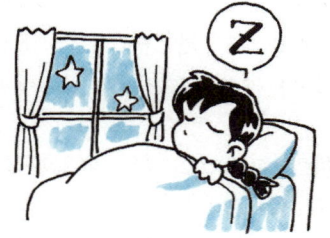

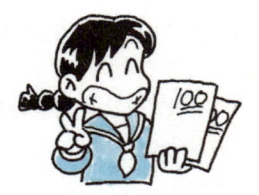

図9 成績向上は6時間以上の夜間睡眠で現れる
(Stickgold ほか、2000年)

縦軸: 睡眠による向上量（ミリ秒）
横軸: 合計睡眠時間（時）

r=0.62
p=0.006

夜に6時間以上眠れば…　　成績UP！

では、せっかくの睡眠による記憶向上は期待できません。

さらにスティックゴールドたちは、この能力アップに貢献しているのはどの睡眠状態かを調べました。彼らは睡眠時間を4等分して、その区間に含まれる睡眠段階の割合と、成績の向上量をつき合わせたところ、**初めの第1区間の徐波睡眠の割合（％）が大きい人ほど成績が伸びている**結果になりました。また、**朝方の第4区間のレム睡眠の割合が大きい人ほど、成績が伸びていました。**

そこで、第1区間の徐波睡眠と第4区間のレム睡眠の割合をかけ合わせて、成績の向上率との関係を調べてみました。その結果を示したものが図10です。この図から、かけ合わせた合成量が大きくなるほど、成績の向上率が大きいことがわかります。瞬間視の記憶促進には、徐波睡眠とレム睡眠の2つの睡眠状態が必要だったのです。

　この記憶促進は、24時間以内に睡眠をとらないと起こりません。スティックゴールドのグループは、同じ課題を使って促進効果の持続性を調べました。

　図11の棒グラフが、練習した日の夜にふだんと変わらない睡眠をとった人の成績の変化を、7日間調べたものです。練習日の夜に眠って、翌日1日目のテスト成績に睡眠の記憶向上効果がはっきりとでています。その後もテストを繰り返すと、成績は4日目までわずかですが向上を続けます。4日を過ぎると徐々に下がり始めます。よい成績を維持したければ、ここでもう一度しっかり練習する必要があります。

　ところで、3日目に白い棒グラフで示したのが、「断眠群」のテスト成績です。練習日（0日）には睡眠群と断眠群に成績の差はないのですが、練習日の夜を徹夜ですごし、1日目の夜と2日目の夜の2回はしっかり眠った断眠群の場合、3日目のテストでは睡眠群の4分の1にもおよばない結果になりました。これらから、**睡眠の記憶向上効果は、練習したその日の夜にしっかり眠ることが重要で、時期を逃すとあとからいくら眠っても効果は現れない**ことがわかります。この記憶向上には、初めの2時間で徐波睡眠を十分にとり、そして朝方の2時間でレム睡眠も十分にとる必要がありました。毎日規則正しく十分な睡眠時間を確保することは、睡眠の効果を最大限に引きだすためにも重要だということです。

図10 パターン認識の能力を高めるには初めの除波睡眠と朝方のレム睡眠が重要
(Stickgold ほか、2000年)

縦軸：向上度
横軸：$SWS_1 \times REM_4$ (%×%)
$r=0.89$

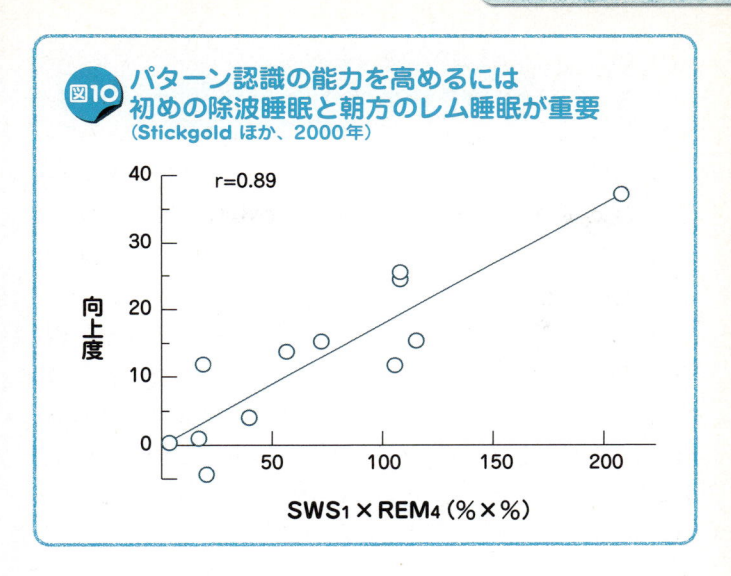

図11 睡眠の記憶促進効果の持続性
(Stickgold ほか、2000年)

縦軸：技能の向上(ミリ秒)
横軸：経過日数

3日目のバーに「断眠群」の表示あり。

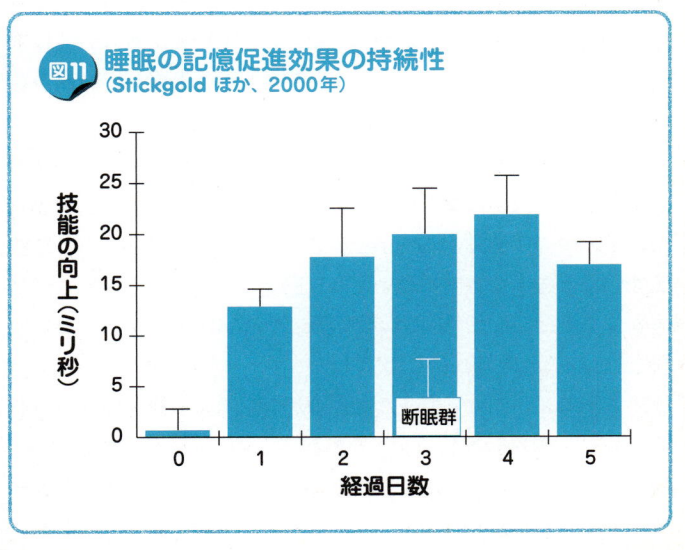

新しい運動学習の成績も睡眠中に向上する

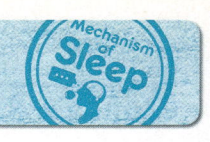

　鏡の中の世界は、前後左右が逆転しています。ブラシをかけるなどの比較的簡単な動作ならばなんとかできるのですが、髪の毛を2、3本切りそろえるなどの複雑な動作になると、前後の動きを調節するのに苦労します。

　それでも練習すると、鏡の中でふつうに読める文字を書くことができるようになります。これを「鏡映文字」といって、裏返しにすると読めるハンコやスタンプの文字がすらすら書けるようになります。レオナルド・ダ・ヴィンチはこの鏡映文字の名人で、手帳はすべてこの文字で書いていたそうです。ふつうの人は読めませんから、アイデアを盗まれる心配がなかったそうです。

　このように、手もとを見ればなんでもない動作も、前後、左右が反転したり歪んで見える世界では、目と手の間に新しい神経ネットワークを作る必要があります。ところがこの新しい回路からでる命令は、ふだん使っている目と手の神経回路にとっては誤った命令が手に送られていますから、エラー管理システムが自動的に働いて、ただちに動作を停止させます。実際に手もとを見ないで、鏡の中の手を動かして字を書こうとすると、自分の手とは思えないほど勝手な方向に動いたり、固まってまったく身動きができなくなったりします。これが管理システムによる「誤った動作の停止と修正」と呼ばれるものです。

　これまで長い間使ってきた動作管理システムの妨害を受けながら、新しい動作管理システムを構築するのはなかなか大変です。鏡映文字を1つ書くのにも、大変な時間がかかります。このような運動学習の成績も、睡眠中に向上することがわかっています。

> **図12** 協応動作学習と睡眠
> 変換視と迷路学習（玉置・堀、2008年）
>
> **A**
>
> **B** **90度回転図形**
>
> **C** **正立図形**
>
> 🔄 開始点
> 🔄 終了点
>
> **手もとを見ずにモニター画面の手の動きを制御して迷路学習を行う**

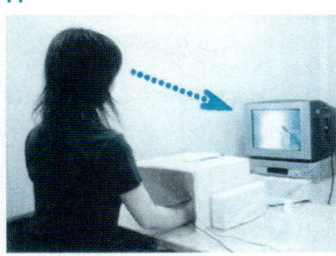

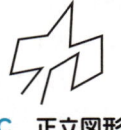

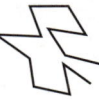

　広島大学の玉置應子（当時大学院生）は、図12のAのような装置を使って、左に90度回転させたテレビモニター画面の手を見ながら、迷路を通り抜ける動作の学習を調べました。

　この実験では、手もとが見えないようにおおいをかけ、その天井部分に小さなテレビカメラを取りつけました。実験参加者はモニターに映された自分の手の動きを見ながら、幅3ミリの迷路（B、C）をできるだけ早く通り抜けるようにがんばります。回転図形（B）と正立図形（C）は同じもので、回転図形は90度回転した映像がモニターに映し出されます。正立図形は実際の動きがそのまま映しだされています。しかし、ふつうの人はモニター画面を見ながらこのような作業をするのは初めてのことですから、慣れるのに少し時間が必要です。

　動作学習を約30分間行ってから、7.5時間の休憩時間に睡眠をとる群と、眠らずに覚醒を保つ群に分けて再テストをすると、図

13のようになります。回転図形では、開始点から終了点まで通り抜けに30秒以上かかっています。睡眠群では20％の時間短縮が起こりましたが、覚醒群では－2％と小さく、誤差の範囲でした。睡眠群に明瞭な成績向上が認められたのです。

これに対して正立図形は、回転図形のおよそ半分の15秒台で通り抜けています。向上率を調べると、覚醒群が10.5％、睡眠群が15.8％の向上を示していますが、群間には差がありません。**睡眠の成績向上効果は、新奇で難度の高い課題に取り組んだときに強く現れます**が、ふだんとあまり変わらず、難度も低い課題では、ほとんど現れないことがわかりました。

これとよく似た現象は、単語の記憶のときにも起こっています。これについては、あとでもう一度ふれます。この記憶促進に関係する睡眠状態はなにかを、玉置らは慎重に整理したところ、睡眠段階の持続時間の長さや割合には変化がなく、睡眠紡錘波のうち速い成分（14Hz）の振幅と持続、頻度が関係していました。この速い睡眠紡錘波成分は頭頂部優勢に、しかも朝方に安定して出現します。

睡眠紡錘波が出現すると、記憶の回路（海馬）が活性化するという、ラットを使った実験の報告があります。そこで玉置らは、ヒトでも同様に、睡眠紡錘波の出現が刺激となって記憶の再処理過程が活動を開始するのであろうと考えています。

これまで見てきた記憶は、運動技能やパターン認識に関する記憶で、ふだんはあまり記憶の仲間と思っていない人も多いことでしょう。これらの記憶は体で覚えるというタイプで、「習うより慣れろ」という言葉がぴったりでした。つまり、言葉で説明してもらって習うよりも、何度も練習を繰り返して慣れてしまいなさいというものです。このような記憶を「やり方の記憶」という意味で、

「手続き的記憶」と呼びます。

　これに対して、単語を覚えるなどの知識を蓄積して、頭の中に百科事典を作り上げるような記憶が「意味記憶」です。また、毎日の出来事（いつ、どこで、誰が、なにを）の記憶を「エピソード記憶」といいます。どちらも言葉で説明することができますので、「陳述的記憶」とか「宣言的記憶」と呼びます。記憶にあるかないかというときの記憶が、これにあたります。

　次に、言語の記憶にも睡眠中に促進効果があることを証明した研究がありますので、紹介しましょう。

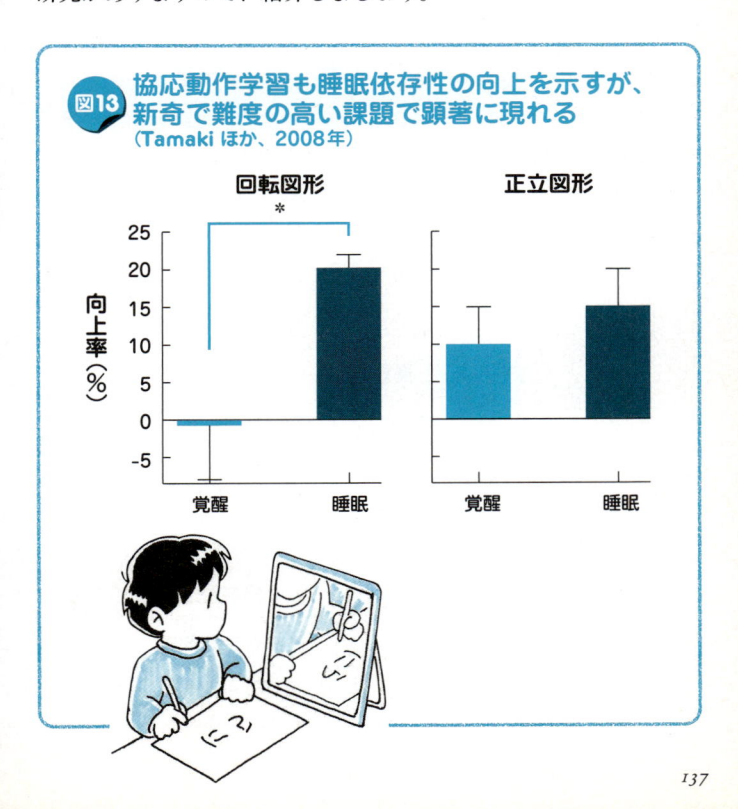

図13 協応動作学習も睡眠依存性の向上を示すが、新奇で難度の高い課題で顕著に現れる
（Tamaki ほか、2008年）

回転図形　　　　　正立図形

向上率（％）

*

COLUMN 記憶の種類

記憶は、ごく短時間にかぎられた「短期記憶」から、特に重要な事柄が「長期記憶」に転送され、ほぼ半永久的に貯蔵されます。長期記憶は、記憶の内容が意識できて、それを言葉やイメージで表現することができる「宣言的記憶」と、言葉では説明できない「手続き的記憶」に分けることができます。宣言的記憶は、「昨日は兄といっしょに映画を観た」など、自分の生活や社会の出来事の記憶で、「エピソード記憶」と呼ばれるものと、単語、数字、概念など知識の記憶である「意味記憶」からなっています。

意味記憶のデータベースでエピソード記憶が解読され、反対に、エピソード記憶から新しい意味記憶が抽出されて貯蔵されます。手続き的記憶は「自転車に乗る」などの反復練習により獲得される技能の記憶ですが、どのような知識を獲得したので乗れるようになったのか、自分自身でもうまく説明できません。これには知覚学習や運動学習、条件反応などが含まれ、意識できないところから「潜在記憶」とも呼ばれます。

```
                    長期記憶
                   /        \
      手続き的記憶              宣言的記憶
   例:自動車に乗れる           /         \
      (ようになる)      エピソード記憶    意味記憶
                      例:昨日は兄と    例:カナリアは鳥の一種
                      いっしょに       であるという知識
                      映画を観た
```

言語記憶の再処理と向上

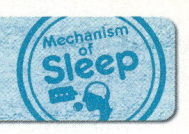

　ドイツのプリハールとボーンは、言語の記憶は徐波睡眠中に再処理されて、記憶向上が起こると考えました。これは、多くの研究が徐波睡眠の遮断や短縮で単語や文章の記憶成績が下がることを指摘してきましたので、徐波睡眠に注目したことは定説に沿った考え方といえます。しかし、1990年以前の研究では、睡眠中の記憶増進という考えがほとんどありませんでしたから、記憶が向上するかもしれないという着想は大変革新的でした。

　徐波睡眠は、睡眠の前半の3時間に集中して出現します。この優勢期が過ぎたところで、一度起こして中断すると、再入眠しても徐波睡眠は出現しません。この性質を利用して、単語の記憶学習をしてから3時間だけ眠ります。ここで起こせば、徐波睡眠の効果が強く現れるはずです。レム睡眠の効果を調べるのであれば、初めの3時間で徐波睡眠が出終わったところで起こして、単語の記憶学習をします。その後3時間眠って、再テストをします。この睡眠には徐波睡眠は現れず、レム睡眠と睡眠段階2が大半を占めます。

　当時は、ほとんどの研究者が睡眠段階2の働きが記憶に関係するとは思っていませんでしたから、後半の睡眠の効果はレム睡眠によるものと考えられました。記憶学習は24組の単語対（動物－犬：鳥－鷲）を用い、正答率が60％になったところで打ち切り、睡眠中の再処理で成績が上がる余裕を残しています。

　結果は図14のとおりです。前半の睡眠群では、再生できた単語数が17.6から23.3に増加しました。増加率は32.4％です。これに対して覚醒条件では、向上率は16.5％にとどまり、明らかな睡眠

による記憶の向上効果が認められました。また後半の2条件では、睡眠と覚醒の間に差がなく、どちらも11〜12％の向上にとどまっていました。そこで、レム睡眠がかかわっている可能性は低く、単語の記憶は徐波睡眠で再処理され、記憶成績は向上すると結論づけました。

一方、スイスのシュミットらのグループは、単語対の連想度を調整し、覚えにくいリストと覚えやすいリストの2種類を用いて、学習したあとにとった4時間睡眠の脳波記録を詳細に分析しています。その脳波記録から、覚えにくい単語リストを学習したあとの睡眠では、覚えやすい単語リストを学習したあとの睡眠に比べて、遅い紡錘波成分（12Hz）の出現が強まることが観察されています。

統制条件では記憶課題に使った単語を見せるのですが、単語を覚えるのではなく、単語に使われているアルファベットに含まれ

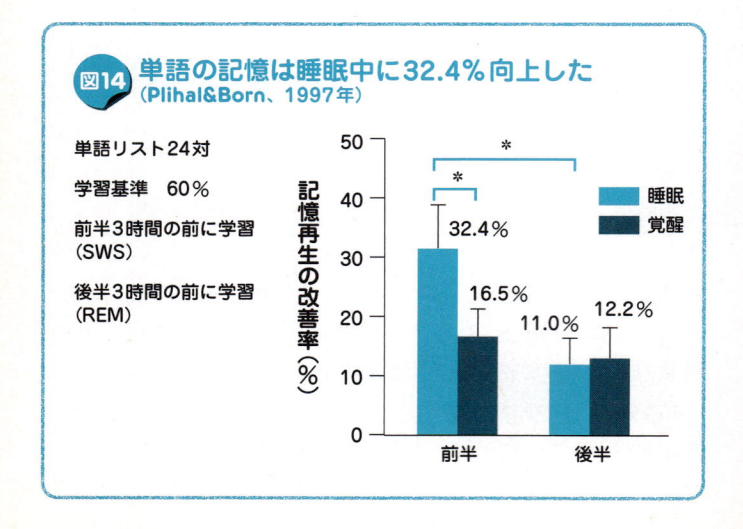

図14 単語の記憶は睡眠中に32.4％向上した
（Plihal&Born、1997年）

単語リスト24対
学習基準 60％
前半3時間の前に学習（SWS）
後半3時間の前に学習（REM）

記憶再生の改善率（％）

前半：睡眠 32.4％、覚醒 16.5％
後半：睡眠 11.0％、覚醒 12.2％

る曲線の数を数えるというものでした。覚えやすい単語リストを学習した夜の場合は、睡眠紡錘波の出現数は記憶と関係のない認知作業を行った統制条件と変わりませんでした。また、困難な単語リストを学習した夜に、睡眠紡錘波の出現数が多いほど記憶成績の向上が目覚ましいことも確かめられました。睡眠紡錘波は、特に単語の学習をしないふだんの夜にも出現しますので、統制条件の夜の紡錘波の数で割って、ふだんの日に見られる睡眠紡錘波の活動の個人差を調整しても、この関係は変わりませんでした（図15b）。

図12でふれた玉置らの研究では、図形を回転させて新しい目と手の協応学習をさせると、紡錘波の速い成分の活動が強まりましたが、簡単な正立図形ではこの増強は起こりませんでした。これとよく似た現象が、シュミットらの研究にも見られています。困難な課題ほど睡眠紡錘波の活動が増強するのですが、言語記憶で

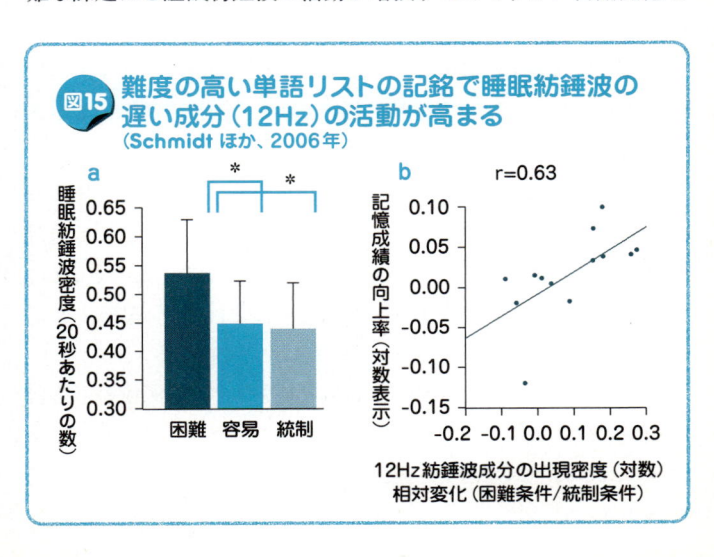

図15 難度の高い単語リストの記銘で睡眠紡錘波の遅い成分（12Hz）の活動が高まる
（Schmidtほか、2006年）

は前頭部優勢の遅い成分でした。睡眠紡錘波は徐波睡眠中にも出現していますし、特に遅い成分は前半の睡眠に集中して出現します。

そこで、プリハールらの睡眠前半で記憶増進(図14)が起こったのは、徐波睡眠だけではなく、紡錘波も関与していたと考えることができるかもしれません。実際、シュミットの論文の脳波スペクトルをよく見ると、12Hzの遅い紡錘波成分と、もう1つデルタ波(徐波)の帯域でもかなり遅い0.75Hzにピークが現れていますので、徐波と紡錘波の2つが記憶増進に関与しているという仮説も成り立ちそうです。

おなじ2006年に、もう1つ先端的な研究が報告されています。ドイツのマーシャルらのグループは、「経頭蓋直流刺激」(tDCS)という方法で、前頭部に0.75Hzのゆっくりとした電気振動を送り込み、睡眠徐波を誘発増強することで、徐波の記憶促進効果を検討しています。図16aの色の部分が通電区間を示し、睡眠段階2に入ってから通電を開始しています。また、通電はしますが徐波に影響がでない5Hz通電を対照条件にして、効果を確かめています。

単語の記憶は、図16aの下に帯グラフで示したように、睡眠の前に46対の単語リストを用いて学習基準60%に達するまで学習させ、翌朝に再テストしています。0.75Hzで通電したときには、再生できた単語には4.77個の増加が見られましたが、5Hzで通電したときには2.08個にとどまっていました(図16b)。

マーシャルたちは、通電による徐波の誘発が言語記憶の再処理と固定に役立っていると考えています。この通電効果はタッピングにはほとんど影響せず、睡眠による記憶促進現象はまったく見られませんでした。

ところで、マーシャルたちの睡眠脳波分析では、通電で0.5〜1Hzの徐波成分とともに前頭部では12Hzの遅い紡錘波成分が、また頭頂部には14Hzの速い紡錘波成分がでていますので、睡眠徐波の誘発は睡眠紡錘波の増強をともなっていることがわかりました。こうなると、記憶向上は睡眠徐波によるのか、睡眠紡錘波によるのか、それとも2つの脳波活動が記憶の再処理に必要なのか、その結論は今後の検討にもち越されたと考えてよいでしょう。

 最後に、エピソード記憶（出来事の記憶）の増進現象を紹介しましょう。

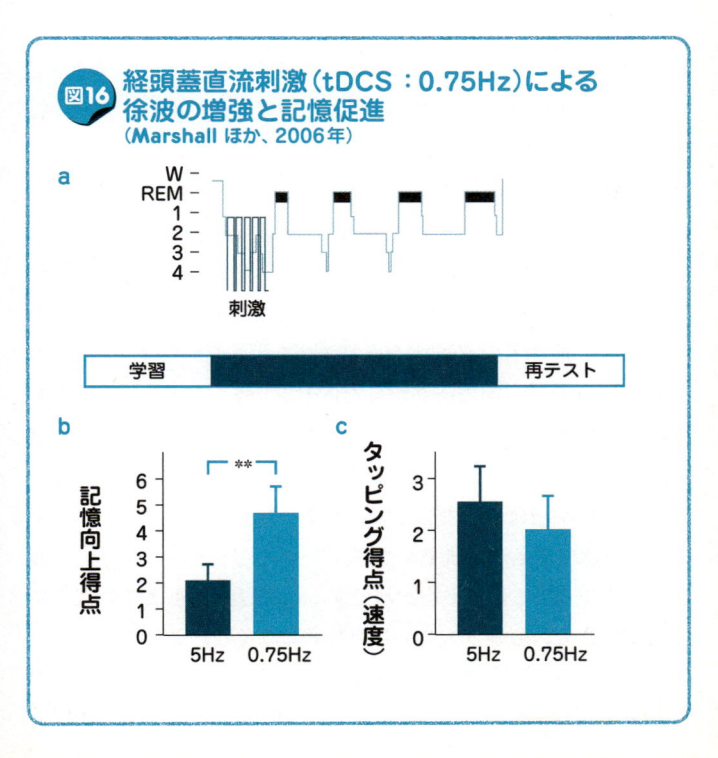

図16 経頭蓋直流刺激（tDCS：0.75Hz）による徐波の増強と記憶促進
（Marshall ほか、2006年）

場所記憶と認知地図

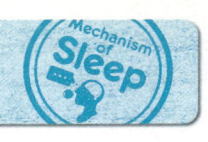

「海馬」という記憶の神経回路の拠点には、場所を記憶する「場所細胞」があり、学習中に活動した場所細胞が徐波睡眠中にまったく同じ順番で活動を繰り返すことが、ラットを使った研究で明らかになっています。つまり、エサまでの道順を学習したラットは、徐波睡眠中に記憶を再処理し、むだな記憶を省いて、編集や圧縮をかけて記憶の洗練化を行っていると考えられています。

ヒトでも同様のことが確かめられています。ベルギーのペイネのグループは、「ヴァーチャル・ナビゲーション・システム」を用いて場所記憶の研究をしています。この実験に参加した人は、仮想都市を自由に探索したあと、実験者が指定した地点から出発して、目的地にできるだけ早く到着しなければなりません。

図17Aは仮想都市の一例で、出発点と到着点の3D画像と、途中の建造物を示しています。参加者は3D画像を見ながらジョイスティックを操作して、頭の中の認知地図をたどって到着点へと急ぎます。地図上の点線は、その軌跡を示したものです。1回のテストは90秒で、制限時間がきたらそこで停止します。そこから到着点までの残りの距離を、ヴァーチャル地図で測って課題の成績とします。図17Bは、仮想都市を移動中の参加者の脳のMRI画像で、海馬が活発に活動しているところを示しています。

図18Aは、6名の参加者の個人データ（S1〜S6）です。奥の濃い棒グラフが1日目の平均距離です。これは到着点までの残りの距離ですから、数値が大きいほど成績はよくないことを示しています。手前の薄い棒グラフは、2日目のテストの成績です。どの参加者も距離が短縮しています。6人の平均は、1日目が28.7ヴァ

ーチャル単位距離（V距離）でしたが、2日目には17.7V距離に短縮しています。睡眠による短縮率は62％です。学習した日の夜に測定した睡眠ポリグラムとMRI画像から、徐波睡眠中に右海馬が活発に活動していることが確かめられました。

図18Bは、徐波睡眠中の海馬と海馬傍回の活性状態を示したものです。昼の学習中に測定したMRI画像（図17B）と同じ場所が、興奮していることがわかります。図18Cは、6名の参加者ごとに、睡眠後の成績向上量（V距離）と徐波睡眠中の右海馬の血流量の相関図を示したものです。相関係数はr = 0.94と、非常に高い相関関係が認められました。脳の血流は、活発に活動しているところに過剰なまでに血液を供給する性質があります。血流量が高いほど、その部位の神経は活発に活動していると考えられます。ヒトでも睡眠中に場所記憶が再現され、認知地図に修正と補足が行わ

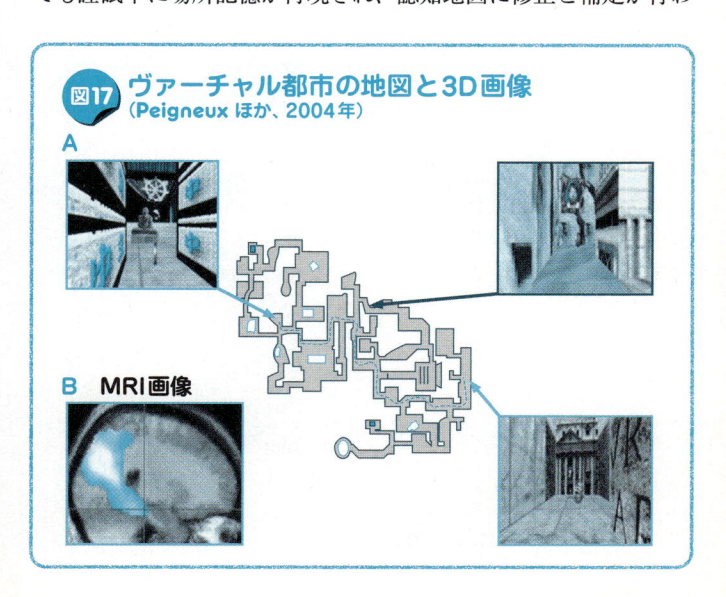

図17 ヴァーチャル都市の地図と3D画像
（Peigneux ほか、2004年）

A

B MRI画像

れるので、翌朝は前の日よりもすぐれた成績を示すことができるのだと考えられています。

以上の記憶研究から、睡眠中の記憶促進のメカニズムが急速に解明されつつあることがおわかりになったと思います。夢と記憶の連想関係から、記憶の再処理があったとしても、それはレム睡眠が主体であろうと考えられてきました。ところが最近の研究からは、睡眠段階2以上のすべての睡眠状態で再処理が行われていることがわかってきました。さらに、睡眠紡錘波や睡眠徐波など、特徴的な脳波活動に重要な鍵があることもわかってきました。

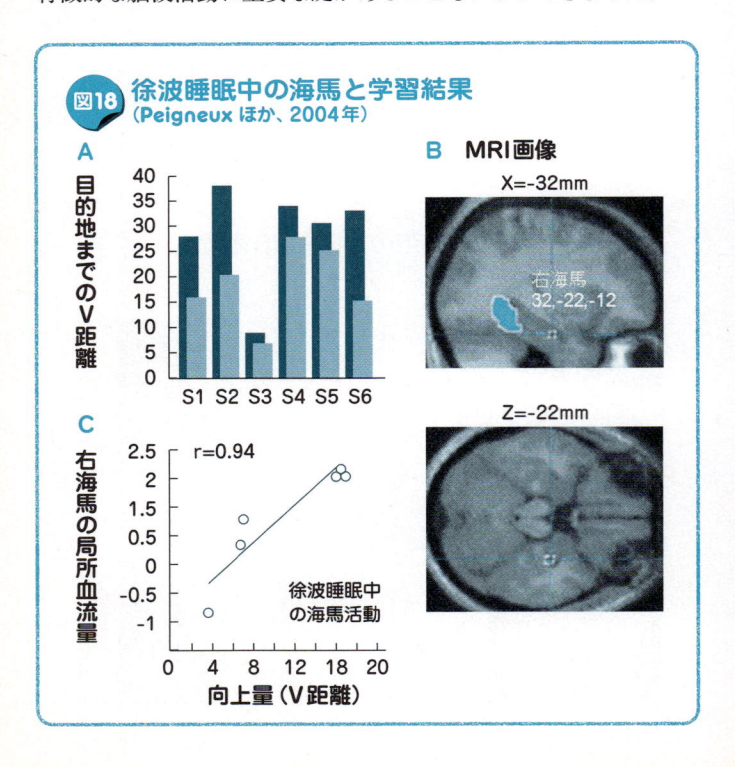

図18 徐波睡眠中の海馬と学習結果
（Peigneux ほか、2004年）

A 目的地までのV距離

C 右海馬の局所血流量　r=0.94　徐波睡眠中の海馬活動
向上量（V距離）

B MRI画像
X=−32mm
右海馬
32,−22,−12

Z=−22mm

第 5 章
生体リズムと睡眠

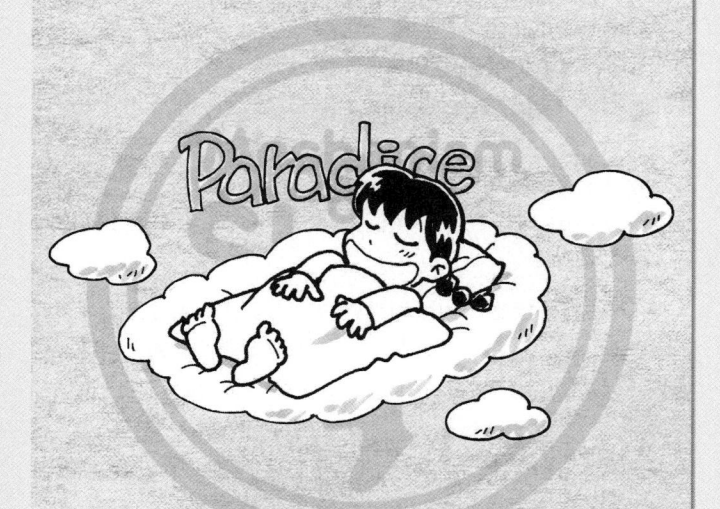

約1日周期のリズム

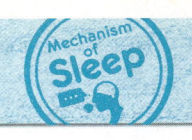

　私たちの脳は、約1日周期の生体リズムで活動がコントロールされています。このリズムは「視交叉上核」という、直径数ミリメートル程度の小さな神経核で調節されています。時間の変化がまったく感じられない、常に一定の明るさが保たれている環境で生活しても、およそ24時間周期で覚醒したり眠ることができます。これは周囲が明るくなるから覚醒するのではなく、視交叉上核が生体リズムを管理しており、**視交叉上核が「いまは昼だ！」という情報をさまざまな脳の部位に送るので、覚醒状態が保たれている**わけです。

　ですから、明るい部屋では眠りにくいのですが、それでも「夜だ！」という命令がくると、睡眠の中枢（第1章の眠りのメカニズムを参照）が活動を開始して、覚醒中枢の活動を抑え、睡眠が始まります。ところが、明るさや温度、湿度を一定にして、外界の音をすべて遮断した防音室で生活すると、ふだんの生活とは少し違ったことが起こることがわかっています。

　図1は、その状況での生活日誌をもとに、睡眠と覚醒のリズムをグラフに示したものです。ここで濃い色の帯が覚醒、白い帯が睡眠を表しています。また、上向きの三角（▲）は最高体温時刻、下向きの三角（▼）は最低体温時刻を表しています。

　この実験参加者は、防音室に入る前には正確に24時間周期の睡眠と覚醒のリズムが保たれていました。つまり、毎日同じ時刻に寝て、同じ時刻に目を覚ましていたのです。ふつうに利用される生活日誌では、正午を中心にして1日ごとにグラフを書きますが、睡眠研究では真夜中を中心にして2日分のデータをつなげて書き

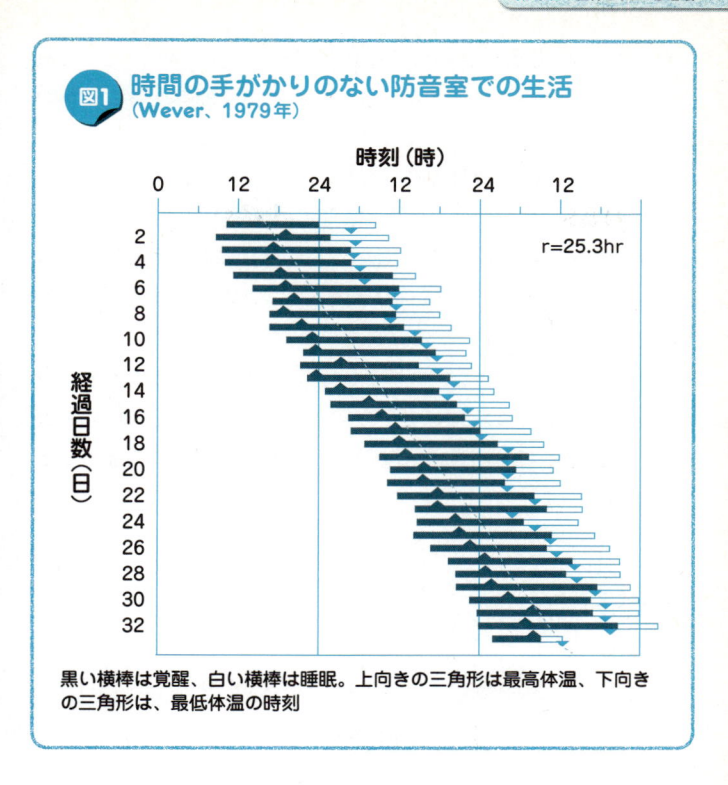

図1 時間の手がかりのない防音室での生活
(Wever、1979年)

r=25.3hr

黒い横棒は覚醒、白い横棒は睡眠。上向きの三角形は最高体温、下向きの三角形は、最低体温の時刻

ます。これを「ダブルプロット」といいます。ダブルプロットでは、同じ時刻に眠り、同じ時刻に目覚めると、睡眠と覚醒の位置がそろっていますので、縦にまっすぐの黒と白の帯が現れてきます。

ところが防音室での生活が始まると間もなく、実験参加者の睡眠と覚醒のリズムに異変が起こりました。どちらの帯も右方向へと動き始めるのが、図1からわかると思います。**睡眠と覚醒リズムの動きにともなって、体温のリズムも右側に動いていくのがわ**かります。

朝の目覚め（色帯の開始）から睡眠の終了（白帯の終了）を1周期として、その長さを測ってみると、およそ25時間であることがわかりました。さらにこのような特殊環境で生活を続けると、ダブルプロット（2日間記録）からはみだしてしまい、トリプルプロット（3日間記録）でないとその変化が追えなくなります。

　1日あたり1時間ほど周期が長いので、毎日寝る時刻と起きる時刻が1時間ずつ遅れてしまい、**2週間もたつと完全に昼夜が逆転します。**さらに24日目には時間遅れの合計が24時間になりますので、1日分が消えて、その人にとってまだ23日目であると感じられます。このような状態になった人も、ふだんの生活環境にもどると、不思議なほど簡単に規則正しい24時間リズムにもどることがわかっています。

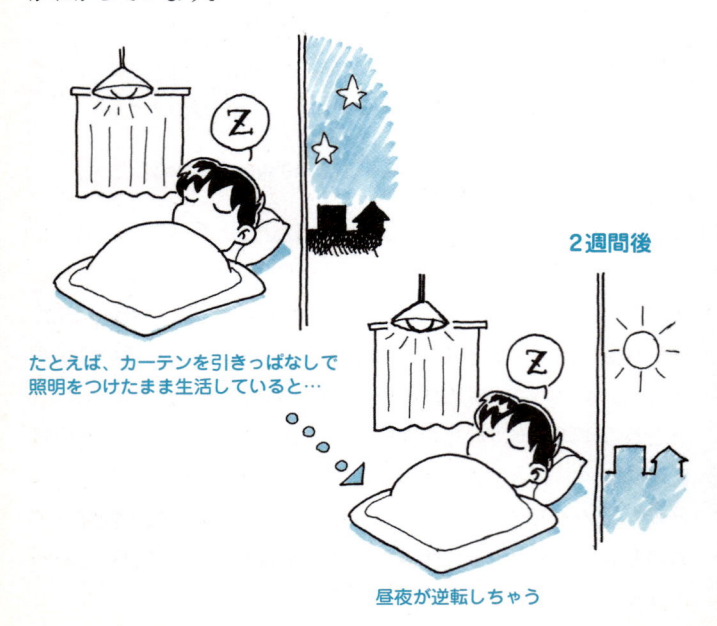

たとえば、カーテンを引きっぱなしで
照明をつけたまま生活していると…

2週間後

昼夜が逆転しちゃう

生体リズムをリセットする

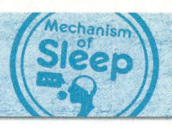

　私たちの脳には、約1日周期の生体リズムが備わっているのですが、それは24時間よりも少し長い周期でした。それでは、どうしてふだんの生活環境では24時間リズムがしっかりと保たれているのでしょうか。それには、太陽の光がもっとも重要な役割をはたしているのです。

　リズムを刻む視交叉上核は、目の網膜からきた視神経の情報を一部分けてもらって、環境の明るさの変化から昼と夜を読みとり、生体リズムの周期を24時間に調節します。このリズムは脳のあらゆる場所に送られ、特に体温はもっとも正確にこのリズムを反映して変動します。人間の場合は脳の中に電極を入れて調べることはできませんから、体温の変化からこの調節の仕組みを検討します。すると、この**調節は朝に行われる**ことがわかりました。

　体温は朝方の4時ごろに最低体温まで下がりますが、その後に反転して上昇を開始します。起き上がることが可能な程度に体が温まったところで、目が覚めます。ちょうど朝の6時とか7時ごろになります。そこでカーテンを開けて**朝日を浴びますと、もともとは25時間周期の生体時計の針が1時間進み、24時間の環境サイクルとうまく合うように調節されます。**

　最近の時計は電池が切れないかぎり、ほとんど遅れたり進んだりすることはないのですが、昔の柱時計はたいてい10分から15分くらい遅れるのがふつうでした。そこで、ラジオの時報に合わせて時計の針を進めたり、もどしたりしたものです。ちょうどこれと同じように、朝日を浴びると視交叉上核は網膜の光情報を分けてもらって、時刻合わせを行います。

その後も研究が進んで、この「朝だ！」という信号がリズムの周期をリセットするのは、最低体温期を通過し、体温が上昇し始める時期からおよそ4～5時間程度の期間にかぎられていることがわかりました。つまり、休日の朝に10時過ぎまで眠っていると、このリセット機構は働きをやめてしまいますので、のんびりした25時間周期のリズムがそのまま続いてしまいます。このため、その日の夜に眠くなるのは、ふだんよりも1時間遅れてしまいます。このように、**朝日をしっかり浴びることは、その日の晩の入眠時刻をいつもの時刻にセットすることにもつながるのです**。

　これとは逆に、就床時刻に近い夜間に強い光を浴びると、生体リズムの時計が2～3時間遅くなるようにセットされます。その人の年齢によりますが、夜の9～10時以降に強い光を浴びると生体時計に遅れが起こり、夜型の睡眠－覚醒リズムになってしまいます。青白い蛍光灯のような色の光線で、明るさが2500ルックス以上ですと、はっきりとした影響が現れます。2500ルックスといわれても、どのくらいの明るさかわからないかもしれませんが、コンビニの照明がだいたいこれくらいだと考えてください。浴びる時間がどのくらいかは、年齢や個人によってさまざまですが、30分程度で影響が現れるという報告もあります。

　学習や仕事のためには、青や緑の光が含まれた青白い昼光色の照明が、覚醒を高めるのでよいとされています。能率だけを考えれば確かにそのとおりなのですが、就寝時間が近づいたら、青と緑の光を抑え、赤の光が多い白熱灯かそれに近い光に調節された蛍光灯に切り替えましょう。明るさをぐっと抑えた間接照明にすると、寝つきがよくなりますし、生体時計を混乱させる危険度も下げることができます。

時差症状の傾向と対策

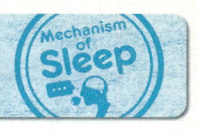

「時差症状」とは、ジェット機で時差の大きい地域を高速で移動することによって起こる生体リズム障害です。

図2は時差と睡眠をとるタイミングの関係を示したものです。これを見ると、イギリスのロンドンと日本の時差は9時間あります。日本の朝6時はロンドンではまだ夜9時です。そこでロンドンに到着した人は、9時間遅れのロンドンの生活サイクルに合わせなければなりません。生体リズムは毎日1時間程度の時刻調整をしていますが、その調整範囲はせいぜい2時間が限界で、9時間などという大幅な調整はできません。そこで、生体リズムと生活サイクルにずれが起こります。

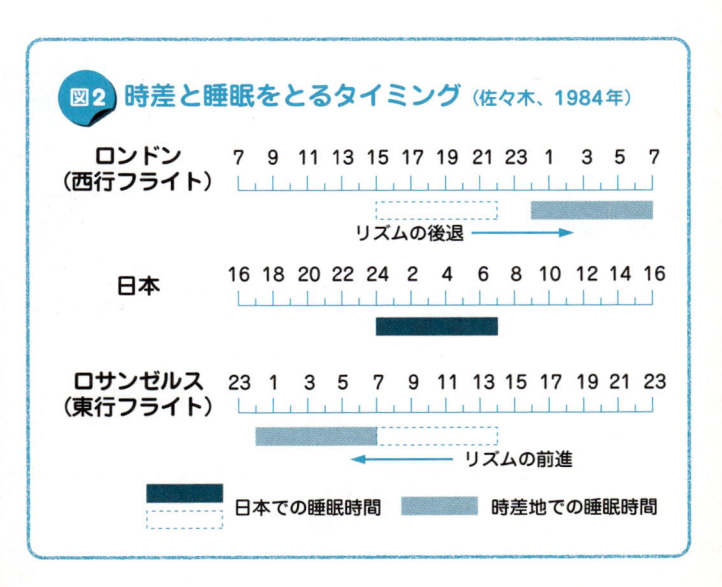

図2 時差と睡眠をとるタイミング (佐々木、1984年)

ロンドン（西行フライト）	7 9 11 13 15 17 19 21 23 1 3 5 7

リズムの後退 →

日本	16 18 20 22 24 2 4 6 8 10 12 14 16

ロサンゼルス（東行フライト）	23 1 3 5 7 9 11 13 15 17 19 21 23

← リズムの前進

■ 日本での睡眠時間　　■ 時差地での睡眠時間

日本とロンドンでは9時間もずれていますから、生体リズムでは夜の睡眠を準備しますが、それは日本時刻でセットされます。ところが現地ではまだ夕方の3時ですから、寝る雰囲気ではありません。ようやくあたりが夜になったころは、日本時刻の朝がとうに過ぎたところです。このようなずれは、眠いのに寝つけない、途中で目が覚める、熟睡できない、なかなか目が覚めないで眠気が残るなどの睡眠障害を引き起こします。

　また、ふだんなら寝ている時間に起きて仕事をしたり、観光をしますので、頭がうまく働きません。一時的ですが、記憶障害や認知判断障害が現れます。たとえば、電話をかけようと番号を入力しようとすると、途中でどこまで入れたかわからなくなったり、なんのために電話をしようとしているのか忘れてしまったりします。買い物をしても、支払いやお釣りの計算がうまくできずに、情けない思いをします。

　自律神経系の活動にも大きな影響がでます。朝は軽い食事がしたいと思っても、ロンドンはまだ夜中ですから、レストランが開いていたとしても、ボリュームたっぷりの夕食しかありません。食

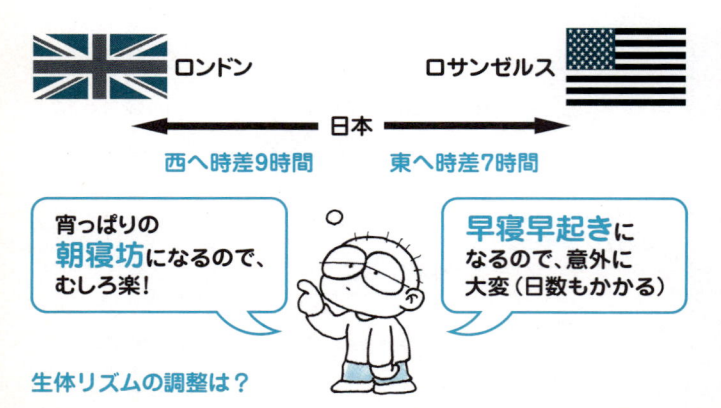

ロンドン　　　　　　　　　　ロサンゼルス
←――――――日本――――――→
西へ時差9時間　　　　東へ時差7時間

宵っぱりの**朝寝坊**になるので、むしろ楽！

早寝早起きになるので、意外に大変（日数もかかる）

生体リズムの調整は？

事のタイミングばかりでなく、トイレもタイミングがずれて便秘になったりします。睡眠障害と胃腸障害は、誰にでも起こるもっとも特徴的な時差症状です。

次に、アメリカのロサンゼルスに飛んでみましょう。実際の時差は17時間あり、太陽の動きと逆に日付変更線を西から東に越えるので、日付が1日あともどりするなど、東向きのフライトはかなり複雑な計算が必要になります。話を簡単にするために、睡眠をとるタイミングがどのように変わるか、ということだけに注目してお話しします。

日本の夜中の24時は、現地の朝7時です。時差が17時間ありますので、現地の生活サイクルに合わせるためには、日本時刻よりも7時間早くベッドに入り、眠るように調節が必要です。現地の生活サイクルとその人の生体リズムがうまくかみ合うようになるまでは、ロンドンのときと同じように、不愉快な時差症状に悩まされることに変わりはありません。

ところが、現地の生活サイクルに生体リズムがうまくかみ合って、不愉快な症状が消えていくのには、ロンドンとロサンゼルスでは少し事情が違ってきます。日本から見て西にあるロンドンに移動するほうが、東にあるロサンゼルスに移動したときよりも、時差症状が早く治まり、現地の生活サイクルになれることができます。この理由は、フライトの方向が重要だと考えられています。東向きでは7時間の「早寝早起き」(睡眠－覚醒リズムの前進)をしなければならないのですが、西向きフライトでは9時間の「宵っぱりの朝寝坊」(リズムの後退)をすることになります。

ロサンゼルスのほうが時差で2時間分有利なはずですが、時差の大きいロンドンよりも症状が重く長引きます。もともと私たちの生体リズムは24時間よりも1時間ほど長いので、宵っぱりの朝

寝坊のほうが得意なのかもしれないと考えられていますが、まだくわしいことはわかっていません。

法政大学の高橋敏治先生と慈恵医科大学の佐々木三男先生は、フライトの方向と時差症が消失する日数について、詳細な検討を加えています。それによると、**西向きフライトでは1日あたり90分の速さで現地時間に生体リズムの時刻調整が進む**のですが、東向きフライトではこれが60分になるので、現地の時刻に適合するにはおよそ1.5倍の日数がかかることを明らかにしています。

つまりロンドンでは9時間の時差がありますから、調整速度90分／日で割るとおよそ6日間ということになり、時差7時間のロサンゼルスは、調整速度60分／日で割ると7日となります。健康管理から考えると、時差の大きさも重要な情報ですが、フライトの方向はさらに重要です。高橋先生と佐々木先生はこの違いを、体温のリズムと眠るタイミングの関係に注目して説明しています。西行きフライトでは、日本時刻の明け方に寝ることになり、体温がまだ低い時間帯なので比較的まとまった睡眠がとれます。ところが東向きでは、現地の夜は日本時刻の夕方で体温が高く、寝つきが悪く持続性も悪い時間帯なので、睡眠をとる条件としてはもっとも不利な状況だとしています。

また、時差症状の現れ方は年齢が高くなるほど強くなります。**高齢者では時差症状が消えるまでの期間も長くなります**ので、無理のない旅行日程を組む必要があります。多くの人々が海外旅行を楽しむ時代になり、大変身近なことになりましたから、みなさんもすでに時差症状を体験しているかもしれません。若いときには力まかせに時差症状を乗り切ることもできますが、中高年の方と旅行するときには、ぜひこのことを思いだしてください。

生体リズムを現地の生活サイクルに合わせるメカニズムとして

図3 時差を考えた試合日程の計画 (横堀、1976年)

日数	0 1 2 3 4	5 6	7 8	9 10 11	12 13 14 15 16 17 18 19
	リズム乱れ期	同調開始	同調進行	同調完了	遠征疲労期
	調整期 競技は好ましくない	同調化の程度により練習競技可能	競技可能	より成績を期待できる	競技終了

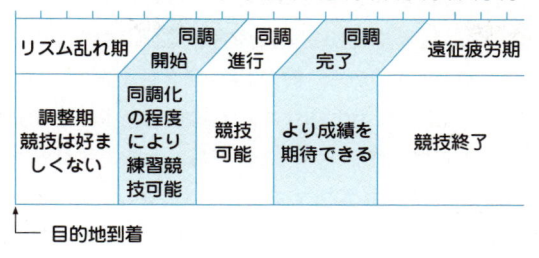

↑目的地到着

は、やはり太陽の光がはたす役割が大きいようです。目的地に着いたら、そこが昼であれば外にでて光を浴びましょう。太陽の光を浴びると覚醒が高まり、元気がでます。また食事のリズムも、自律神経系の活動パターンを調整するのに有効です。さらに社会的な生活情報、人々の姿や声、車や電車の立てる騒音などの街のにぎわいは、生体リズムの調整を進めるのに大きな役割をはたしていることもわかってきました。無理のない範囲で「郷に入りては郷に従え」で、**現地の生活に溶け込むようにすると、時差症状が悪化せず、早く治まります。**

時差症状の研究は、政治、経済、文化などあらゆる分野で、地球規模の活動展開に欠かすことのできない重要課題となってきました。国際会議に出席する外交官や政治家、貿易商社員の日程調整や、国際試合に参加するスポーツ選手の日程管理など、さまざまな分野で最適プランの開発が進められています。

図3は、国際試合に参加する遠征チームの日程管理を示したも

のです。これは日本で初めて時差を考慮して提案された日程管理なので、国際級のアスリートにとっては歴史的にも意義深いものといえます。

　少し難しい専門用語が並んでいるので解説します。

　図3は、時差10時間を想定した場合の遠征計画です。ヨーロッパ遠征では西向きですから、時差10時間を調整速度の90分／日で割ると、およそ7日間で生体リズムの調整が完了します。生体リズムと環境サイクルがぴったりと重なることを、生体リズム研究の専門用語で「リズムが同調する」といいます。同調するまでは生体リズムが不安定で混乱しやすいので、激しい運動や競技を想定した練習は好ましくありません。心身を現地の自然環境や社会環境にならし、体力の維持に努めます。軽い運動にとどめ、市内観光や負担の軽い親善交流などにあてると、選手のストレスを軽くし、気持ちを前向きにもっていくことができます。アスリートにとって、試合を目前にして練習ができない日が続くのは耐えがたいことですが、ここはがまんします。

　7日目あたりから試合に向けた練習を開始します。10日から12日で実戦可能なレベルまで競技力を高めます。13日から16日の4日間に絶好調のピークを設定し、最大のパワーが発揮できるように調整します。16日以降では遠征疲れが起こり、競技力が落ちるだけでなく、ケガや体調不良を起こしやすいので、競技は行いません。

　現在はこのような日程もごくあたり前のことと考えられ、目的地に到着するやいきなり猛練習ということはなくなりました。ところがこの研究が発表された30年前は、海外旅行は多くの人にとってあこがれであっても、決して身近なことではありませんでした。しかも、プロペラ機で小刻みに給油しながら移動することが

多い時代で、時差という知識も普及していませんでした。そのため当時の新聞では、「今日も市内観光、日本選手団」などと意地の悪い見出しで、練習をしない選手団を非難するものも少なくありませんでした。実際、そうした圧力に屈したか、あるいはもともと根性最優先であったからか、いくつかの競技では初めの1週間の調整を省略して猛練習を開始しました。その結果、時差症状の悪化と、下痢による脱水や食欲不振などの体調不良を引き起こし、惨憺たる結果になりました。この反省はスポーツ科学の研究と実践を促すことになり、スポーツ選手の睡眠管理も重要項目に加えられるようになりました。

　もっとも、いきなり10時間の時差地に入るよりも、経費はかかるのですが、時差4〜5時間の中間点でしばらくリズム調整し、体力と競技力の水準を変動させることなく最終目的地に移動して、最終調整に入るのが望ましいといえます。日本選手団は、ヨーロッパやアメリカへ遠征すると記録が落ちるのに、なぜアジアやオセアニアで試合が開催されると記録が伸びるのか。文化的ショックもありますが、時差が小さい地域では本来の力が発揮できるからだという説明は、説得力があると思わないでしょうか。

勝利のためには、根性よりも睡眠科学が重要!?

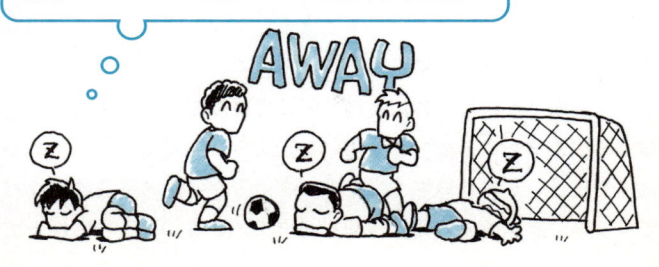

夜勤病にご用心！

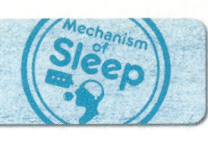

　現代社会は「24時間社会」と呼ばれ、24時間休むことなく活動を続けています。24時間体制で仕事を進めている事業所は、全体の15～20％を占めています。夜勤や交代制で働く人の全労働者に占める割合はおよそ9％で、約600万人と概算されています。これだけの人が夜勤になんらかの形でかかわっています。すごい数だと思いませんか。

　一般に夜勤というと、日勤、準夜勤、深夜勤の3交代制が代表的です。日勤は、午前8時から午後4時まで働きます。準夜勤が午後4時から午前0時まで勤務し、深夜勤がこれを引き継いで、朝の8時まで勤務します。3班交代制で、1つの時間帯を何回か続けたら、休日をはさんで次の時間帯に移ります。移る方向は日勤、準夜勤、深夜勤と勤務の時間を遅くするのが一般で、これを「正循環」と呼んでいます。

　夜勤は眠気との闘いですので、慎重に準備し、事業所も健康管理に努力してきました。ところが、規制緩和の流れから、交代制とは別に、自由に勤務時間を決めることができるようになって、深夜に働く人々が急に増えてきました。たとえばフレックスタイム制は、大都市のラッシュアワー対策で提案され、出勤時刻と退社時刻を自由に選ぶことができるように工夫したもので、自由勤務時間制とも呼ばれます。

　本人が希望すれば、特に夜勤と呼ばずに深夜におよぶ時間帯を勤務時間とすることができます。このような職場では、すべてが自己責任というほど極端ではないにせよ、交代制の事業所に比べて、夜勤に対する研修や指導が十分とはいえないところも増えて

表1 代表的な夜勤病とその発生率
（厚生労働省、2002年）

疾患名	発生率（%）
胃腸病	51.0
高血圧性疾患	22.6
睡眠障害	18.8
肝疾患	13.1
糖尿病	6.9
心身症	5.4
心臓病	3.4
喘息	2.7
脳血管疾患	0.3
その他	13.4

総数は夜勤者の17.3%（283人）

います。深夜勤の時間帯で学生アルバイトが働いているのを見て、驚くこともなくなりましたが、健康管理と学業専念を考えると、大丈夫かなと心配になります。慎重に準備し健康管理に努めていても、**夜勤では健康障害を訴える人は日勤よりもはるかに多く、その割合も高くなっています。**

　厚生労働省の「労働環境調査の概況（2002年）」によれば、夜勤者1636名を調査したところ、深夜勤をするようになってから病気にかかった人は283名（17.3%）で、表1はその病気の発生状況を示したものです。

　胃腸病と高血圧性疾患、そして第3番目に睡眠障害がでています。睡眠障害の訴えは、寝つきが悪い、途中で目が覚める、目覚めの気分がすっきりしない、睡眠時間が短く、必要な長さを満たすことができない、など不眠症の症状が強く現れています。また、周囲の物音が気になって眠れないというのは、日勤者にはほとんど見られない回答です。夜勤者が寝る時刻は、社会が活動を開始

表2 勤務の時間帯と睡眠障害の訴え率
(Åkerstedt、1984年)

	日勤	早朝勤	深夜勤
入眠困難	5	26	29 (%)
睡眠維持困難	9	32	54
休息感なし	9	41	61
騒音	2	10	22
睡眠時間	7.6	5.7	4.3 (h)

し、騒音の規制も解除された日中になります。また、家族も元気に活動しますので、家庭内に発生する生活騒音も相当の大きさになります。屋外の騒音と屋内の騒音の両方が、夜勤者の睡眠環境をおびやかしていることがわかると思います。

表2は、1100人の交代制勤務者で調べた睡眠障害の訴え率と、睡眠時間をまとめたスウェーデンの調査結果です。この事業所では、日勤は午前8時から始まりますが、これとは別に、2時間早い午前6時に始まる早朝勤というのがあります。これと午後11時から始まる深夜勤の3つの時間帯で比較しています。

始業が午前8時の日勤に比べ、深夜勤では寝つけない（入眠困難）が29％、睡眠時間の持続性が悪い（睡眠維持困難）が54％で、いずれも6倍の訴え率になっています。また「休息感がない」も6倍、「騒音が気になる」は、日勤の11倍にも達しています。睡眠時間は4.3時間で、日勤の57％にすぎません。

それでは、日勤よりも2時間早く出勤する代わりに、2時間早く帰れる早朝勤ではどうでしょうか。この時間帯でも夜勤ほどではないにせよ、入眠困難は26％で日勤の5倍、睡眠維持困難は3.5倍、「休息感がない」は4.5倍です。この時間帯でも「騒音が気にな

る」は10％の人が訴えており、日勤の5倍となっています。睡眠時間は、2時間の早起きがそのまま睡眠時間の短縮となって現れ、日勤の75％にとどまっています。

　早朝勤ではふつうの人よりも2時間早起きするために、その分早寝をすることになります。そこで、午後9時から10時ごろに床に入ることになりますが、この時刻では家族のほとんどは起きていますので、生活騒音が睡眠を妨害します。

　生活騒音だけではなく、**睡眠時間帯は早すぎても遅すぎても具合が悪いようです**。その理由は時差症状でも触れましたが、体温リズムと睡眠のタイミングに関係しています。そこで、少しよそ道に踏み込みますが、体温リズムと睡眠の関係をくわしく見ておきましょう。

**夜勤は睡眠負債をため込みやすいので、
健康管理にいっそうの注意が必要!!**

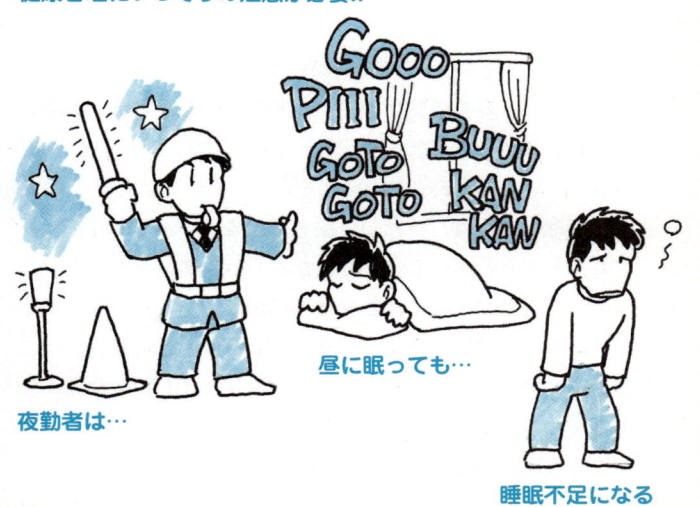

夜勤者は…

昼に眠っても…

睡眠不足になる

24時間周期の体温リズムと睡眠

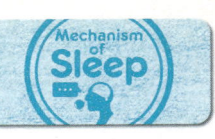

　図4は、3名の成人男性の協力を得て、13週間の昼夜逆転生活をしたとき（夜勤モデル：実線）の体温（直腸温）のリズムと、ふつうの朝起きて夜眠る生活をしたとき（日勤モデル：点線）の体温リズムをグラフに示したものです。リズムの特徴をつかむために、グラフは13週間の平均曲線を2日間連続してプロットするダブルプロットで表しています。

　点線で示したふつうの生活（日勤モデル）では、早朝4時に最低体温（35.8℃）、夜の8時に最高体温（37℃）を示しています。これに比べると、昼夜を逆転させた夜勤モデルの体温リズムでは、夜間の体温低下がさまたげられて、十分に体温が下がっていません。36.2℃あたりで止まってしまい、睡眠中はその水準にとどまっていますが、目が覚めるとふたたび上昇しています。最高体温は0.2℃程度の違いで、ピークの時刻は日勤モデルとまったく変わりません。つまり、**昼夜逆転生活をおよそ3カ月続けても、体温リズムは逆転しません**でした。逆転生活では最低体温が十分に下がりきらないため、全体に平坦な経過をたどっています。

　夜勤を経験した人は、夜勤の経験を重ねるにつれて慣れが起こり、心身にかかる負担がかなり軽くなるという感想をもつ人が多いようです。確かに夜勤には眠気との闘いはもちろん、うっかりミスや居眠りでケガをしたり、多くの人を巻き込む大事故を起こす危険がありますので、日勤のときよりもさらに不安と緊張がストレスとなってのしかかってきます。

　このような職場のストレスは、経験の蓄積により軽減され、自信をもって職務をはたせるようになりますが、このようなベテラ

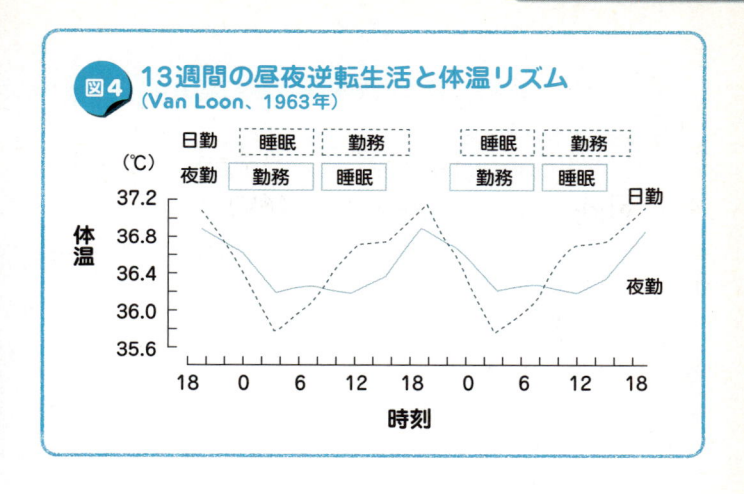

図4 13週間の昼夜逆転生活と体温リズム
(Van Loon、1963年)

ンでも、生体リズムは日勤のときと基本的な形は変わりません。

　私たち人類は、長い進化の過程で夜活動する夜ザルの仲間とは別の道を歩み、昼に起きて活動し、夜は眠るようなライフスタイルを身につけました。気温の下がる夜には、これに逆らわず自分の体温も下げ、体を休めて眠ることにしました。まさに省エネ戦略です。太陽が昇って暖かくなったら覚醒し、起きて活発に活動します。これもエネルギー戦略として合理的です。

　人間の生体リズムには、昼と夜という環境サイクルや、社会的なサイクルに合わせるための調節システムが備わっています。これにより、時差症状のように環境サイクルと社会的な生活サイクルがそろって変化するときには、生体リズムを前進させたり後退させて、新しい環境に適応することが自動的に行われます。つまり、現地で生活しているうちに、自動的に時計の時刻合わせ（同調）が行われ、時差症状は消えます。

　ところが、夜勤に代表される昼夜逆転生活では、周囲の自然環

> **表3　交替制夜勤者の発病危険率**（高橋、2001年）
>
> **日勤者を1.0とすると**
>
> 　　　　高血圧性疾患　　　　　　3.6倍
> 　　　　狭心症・心筋梗塞　　　　2〜3倍
>
> 　　　　　　　　　　勤務期間10〜20年の場合

境も社会環境もそのままで、個人の生活サイクルだけが変わります。生体リズムの調節システムは、環境サイクルと社会的な生活サイクルに合わせてリズムをセットしますから、日勤のときとまったく変わらないリズムをセットします。そこで体温は日中に高くなり、夜間に低下します。体温の高いときは起きて働くように交感神経系の活動が活発ですから、眠ろうとしてもなかなか眠れません。眠れたとしても持続性が悪く、途中で目が覚めてしまいます。

　一方、夜間の低体温期は副交感神経系の活動が活発になり、血圧や心拍数を下げ、エネルギー消費も抑えられます。この休息期に起きて働くことは、能率的でないばかりでなく、自律神経系の活動に負担を与えます。血圧や心拍数が十分下がりきらないことが、やがて高血圧症や心筋梗塞などの発病原因となります。

　独立行政法人 労働安全衛生総合研究所の高橋正也主任研究員（2001年）によれば、夜勤を10年から20年続けると、日勤者に比べて高血圧症になる危険性が3.6倍になり、狭心症や心筋梗塞など心臓病にかかる危険性が2〜3倍高くなります。特に高血圧症は20歳代の夜勤者にも現れ、中高年の病気という常識や思い込みが、早期発見、早期治療のチャンスを逃す原因にもなっています

(表3)。

　本来、眠るように生体リズムがセットした休息モードでエネルギー代謝を高め、それを補うために高エネルギー食を摂取すると、肥満の危険度を高め、胃腸障害を引き起こします。夜勤病の上位を占める病気は、このような要因を背景として起こっているのです。

　昼夜逆転生活が人間の生理に合っていない証拠として、いつ寝始めるかという就床時刻と、そのときに途切れることなく眠れる睡眠時間の長さの関係が、しばしば話題になります。つまり、「いつでもどこでも眠くなったら寝ればよい。そのとき、脳や身体が必要とするだけの眠りは自然にとれるものだ」という考えは、けっこう多くの人々に広く信じられています。

　図5を見てください。これは交代制勤務者の布団に入る時刻(就床時刻：横軸)と、その時刻に寝始めて途切れることなく眠ることができた睡眠時間(縦軸)はどのくらいかを、グラフにしたもの

あるイラストレーターの独白

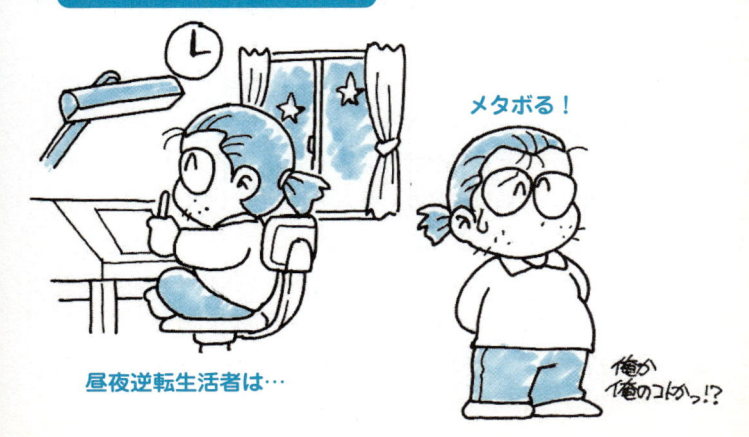

メタボる！

昼夜逆転生活者は…

俺が俺のコトかっ⁉

です。白丸（○）－点線が日本人3240人（印刷、新聞印刷、コンピュータセンター、動力車乗務）、色丸（●）－実線がドイツ人2332人（ラジオ・テレビ放送局、空港荷扱）の調査結果を示しています。それぞれの丸印についている縦の線は、個人差を示しています。就床時刻が夜間から早朝であると、途切れなく眠ることができる睡眠時間は5時間以上となりますが、午前10時から夜の8時までの10時間では、睡眠時間は5時間以下になります。特に夕方の3時から6時では、眠れてもせいぜい1～2時間で、もっとも短くなります。

　このグラフを、図4の体温のグラフと見比べてください。体温の曲線と睡眠の持続時間の曲線が、ちょうど逆転した関係になっていることがわかると思います。つまり、午後4時は最高体温期で、生体リズムは起きて活動するのに必要なシステムを立ち上げ、高い覚醒状態を維持するようにセットしています。そこで寝ようというのですから、どんなに眠たくてもなかなか寝つけません。寝ついたとしても、すぐに目が覚めてしまいます。

　理想的な7時間以上の睡眠時間を求めるなら、夜の10時以降ということになり、遅くとも午前2時くらいまでに就床しないと、睡眠時間を確保することが難しくなるのです。夜勤明けの人が午前2時までに就床することは、不可能なことです。また、早朝勤の人が早めに寝ておこうと夜8時や9時に就床しても、一度にまとめて眠れる時間は5時間以下になってしまいます。表2の調査結果は、図5の結果とよく符合していることがわかると思います。

　私たちの睡眠覚醒リズムは、約1日周期の生体リズムに管理されており、その自動的な制御のおかげで、いちいち時計を見なくてもいつもの時刻になると眠くなり、厚いカーテンをかけていても、朝がくれば目が覚めます。眠くなったら眠り、目が覚めたら

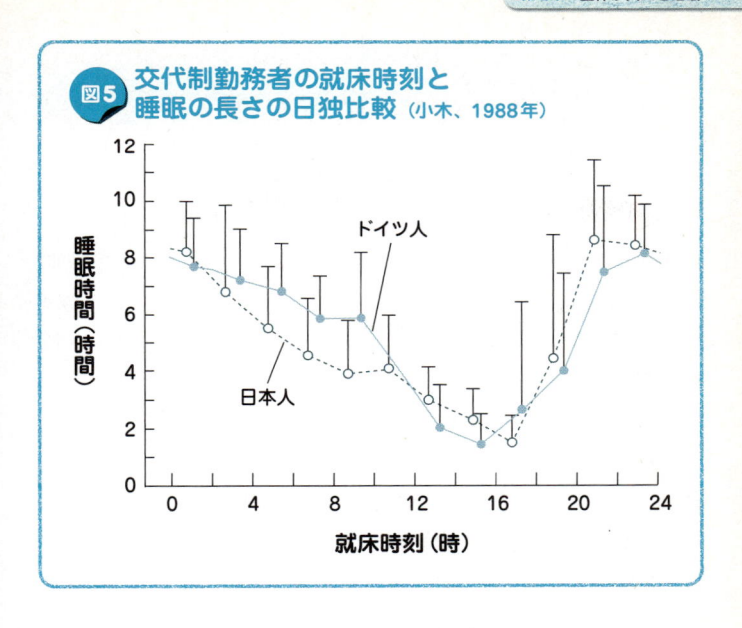

図5 交代制勤務者の就床時刻と睡眠の長さの日独比較 (小木、1988年)

縦軸：睡眠時間（時間）、横軸：就床時刻（時）。ドイツ人と日本人の比較。

1日の仕事をはたす、これが生理学的に合理的な生活サイクルといえます。

ところが現代の24時間型の生活サイクルは、不夜城のように昼が際限なく続き、夜昼のメリハリがなくなりました。この社会はどの時間帯でも誰かが起きて、その役目をはたしています。ですから、夜間に働く人を皆無にすることはおそらく不可能でしょう。しかし、**夜間に起きて昼寝るという生活は、人類にとって反生理学的な営みであり、非常に危険なことである**という認識は、広く共有しておかねばなりません。まずもって大切なことは、不必要な夜更かしはするべきではないということです。

生体リズムには12時間周期のリズムがある

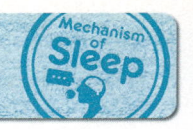

午後2時から4時までの2時間に、強い眠気がやってきます。この時間帯であくびをしたり、居眠りしてしかられたり、恥ずかしい思いをしたことはありませんか。午後2時の眠気は、人類共通に起こる現象で、ヨーロッパでは「昼食後の眠気（post lunch dip）」と呼ばれ、昼食を消化するために血液が胃腸に集まり、軽い脳貧血が起こるためだと考えられてきました。

ところが昼食の時刻をずらしたり、1日の食事量を小分けにして、消化の負担を特定の時刻に集中させないように工夫しても、午後2時から4時に強い眠気が現れることが確かめられています。

図6は食事の影響を分散させて、2時間ごとにベッドに横になってもらい、眠るように求めたときの入眠時間をプロットしたものです。これは「睡眠潜時反復検査法」（MSLT）という日中の眠気の強さを測る検査で、1回の測定は20分間です。

明かりを消して「おやすみなさい」を合図に測定を開始し、うとうと状態（睡眠段階1）が出現するまでの時間（潜時）を測ります。眠気が強いときには、睡眠段階1がすぐに現れます。眠くない人では、なかなか睡眠段階1が現れません。20分待っても睡眠段階1が現れないときは、そこで検査を打ち切ります。

図6では午前9時30分から2時間ごとに6回、午後7時30分まで繰り返し測定しています。この測定では、昼食の食事量を5等分して、毎回の検査が終了するごとに小分けにした分を食べてもらいます。このように食事と消化の影響を分散させても、午後3時30分には潜時は10分以下になり、眠気が強まっていることを示しています。

図6 睡眠潜時反復検査（MSLT）で測った日中の眠気 （Carskadon & Dement、1992年）

16〜17歳 / **62〜74歳**

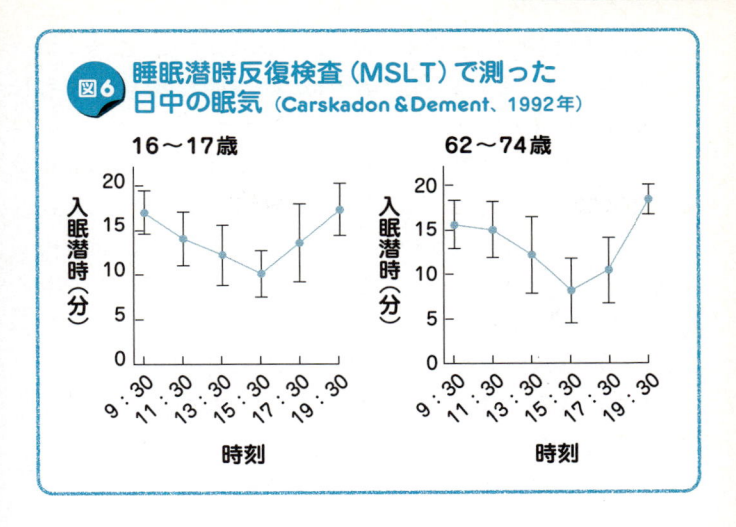

縦軸：入眠潜時（分）　横軸：時刻（9:30, 11:30, 13:30, 15:30, 17:30, 19:30）

　これは、青年期（16〜17歳）と老年期（62〜74歳）の両方に共通して認められました。小学生の場合は、潜時の測定を最大20分としたときには、このような午後2時の眠気は測定できないのですが、睡眠潜時の長さを30分に引き延ばすと、やはり大人と同じように、午後2時から4時に眠気が強まっていることが確かめられています。いずれにしても、午後2時から4時に現れる眠気は、食後の消化で脳貧血が起こったためではなく、別の理由で起きていると考えられます。

　イスラエルのラビエは、睡眠潜時反復検査法（MSLT）よりももう少しきめ細かく人間の眠気と睡眠の発生率を調べるために、「超短縮睡眠覚醒スケジュール」という眠気測定法を開発しました。これは、7分間の睡眠期に13分間の覚醒期を組み合わせた20分間を1単位として、1日に72回繰り返します。覚醒期がきたら、どんなに眠くても13分間は覚醒していなければいけません。これが過ぎ

たところで睡眠期に移ります。眠いときには眠ることができますが、無理に寝ようとする必要はありません。非常に眠ければすぐに眠りに入り、7分間の大部分を寝て過ごすはずです。

　一方、眠くないときにはほとんど覚醒のまますごすことになります。そこで横軸を時刻、縦軸に7分間の睡眠期にどれだけ眠ったかの長さを示すと、眠気の強さと居眠りの発生確率の時刻変化を見ることができます。この研究から、眠気と居眠りの発生確率は3つのリズムで構成されていることがわかりました(図7)。

　もっとも振幅の大きな眠気のリズムは、24時間周期のリズムで、午後10時ごろから急激に強まり、夜中の4時ごろにピークに達し、その後急速に減衰します。すでに述べてきた約1日周期の生体リズムがこれにあたります。

　次に、午後2時にピークをもつ中程度の眠気のリズムが見つかりました。12時間(約半日)周期のリズムです。周期が12時間ですから、1日24時間の間にピークは2回現れるはずです。ところが、夜中の午前2時のピークは24時間周期の強い眠気に埋没して、直接観察することはできません。この午後2時に始まる中程度の眠気は、仕事の能率を落とすだけでなく、居眠り事故を起こす可能性を高めます。

　もっとも弱い眠気のリズムが、点線で示した2時間周期のリズムです。活発に活動しているときにはほとんど感じられませんが、単調な環境では強い眠気や居眠りを引き起こすことがあります。興味深いことに、24時間周期のリズムと12時間周期のリズムの、2つのピークにはさまれた午後7時から9時までの時間は、1日のなかでももっとも眠気が低い状態で、ほとんど眠ることができません。そこでここを「睡眠禁止帯」と呼びます。夜勤の人が出勤前に仮眠を取ろうとするときは、この時間を外すことが大切です。

第5章 生体リズムと睡眠

図7 眠気の3つのリズムと合成曲線（Lavie、1985年）

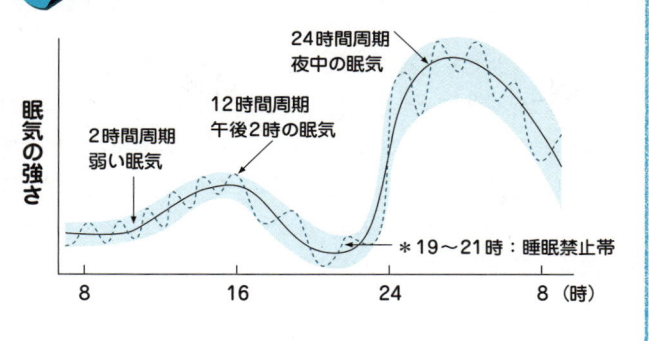

縦軸：眠気の強さ
横軸：8〜16〜24〜8（時）

- 24時間周期 夜中の眠気
- 12時間周期 午後2時の眠気
- 2時間周期 弱い眠気
- ＊19〜21時：睡眠禁止帯

24時間周期の眠気のリズム

午前4時ごろにピークに達する1日周期の生体リズム

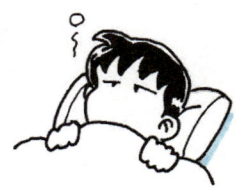

12時間周期の眠気のリズム

午後2時と午前2時にピークをもつ生体リズム。午後の居眠り事故につながりやすく、注意が必要

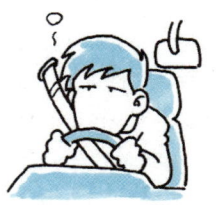

2時間周期の眠気のリズム

活発に活動しているときには気にならないが、単調な作業などで目立つ生体リズム

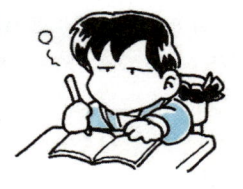

居眠り事故と生体リズム

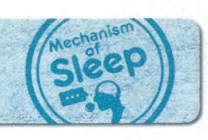

　日勤でも夜勤でも勤務中に強い眠気におそわれ、危うく居眠りをしそうになったという人は多いことと思います。実際に居眠り事故は、眠気のリズムの合成曲線をなぞるように発生しています。

　図8は、1993年から1997年の5年間にイタリアの高速道路で発生した、1632件の居眠り事故の時刻分布を示したものです。居眠り事故は、事故全体（5万859件）の3.2％を占めています。このグラフは深夜が左にきていますので、時刻の取り方が図7とはずれていますが、2つのグラフを対応させてみると、驚くほど重なり合っていることがわかると思います。

　居眠り事故（●）は、夜間の午前0時から早朝6時までの間に集中して起きています。24時間周期の眠気のリズムは強い眠気を引き起こし、それが原因で居眠り事故も多発していることがわかります。また、日中は午後1時から4時の間に急に増加し、ピーク時刻は午後3時です。これも12時間周期の眠気のリズムと、そのピーク時刻とよく一致しています。交通事故の発生確率は、道路上の車の混み具合によって左右されますので、交通量（●）で割ってその影響を取り除いてみますと、居眠り事故の発生危険率（●）は、夜間に集中的に起きていることがいっそう明確に表れています。それに比べると、午後の第2のピークはほとんど目立たない大きさにつぶれています。このような処理をするとかすんでしまうのですが、午後の第2ピークでは、1時間あたり約100台が居眠り運転で事故を起こしているのですから、居眠り防止策を検討する必要があることには変わりありません。

　事故が少ない時間帯を調べると、朝の8時から11時と夕方6時

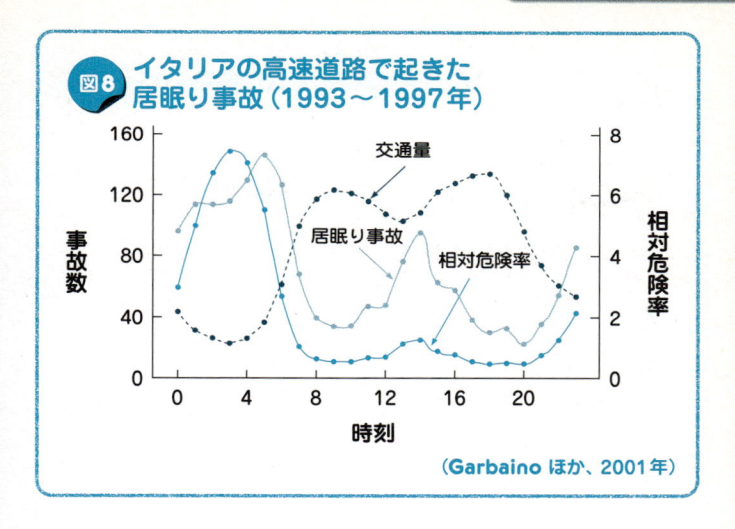

図8 イタリアの高速道路で起きた居眠り事故（1993〜1997年）

(Garbainoほか、2001年)

午後の高速道路では…

- 生体の眠気リズムの影響で、**注意力が散漫**になる
- 交通量も少なくなるので**油断**する

なので、居眠り事故に注意しようね

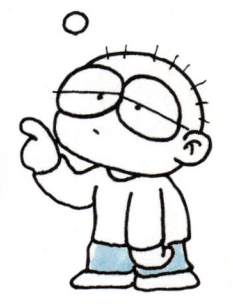

から9時までは、事故の発生率が低いことがわかりました。夕方の時間帯は睡眠禁止帯と一致していますので、居眠りもこの時間帯は起こりにくいと考えることができそうです。ところが朝の時間帯は特に睡眠禁止帯もなく、なぜこの時間に居眠りが起こりにくいのか、くわしいことはわかっていません。しかし、まったく

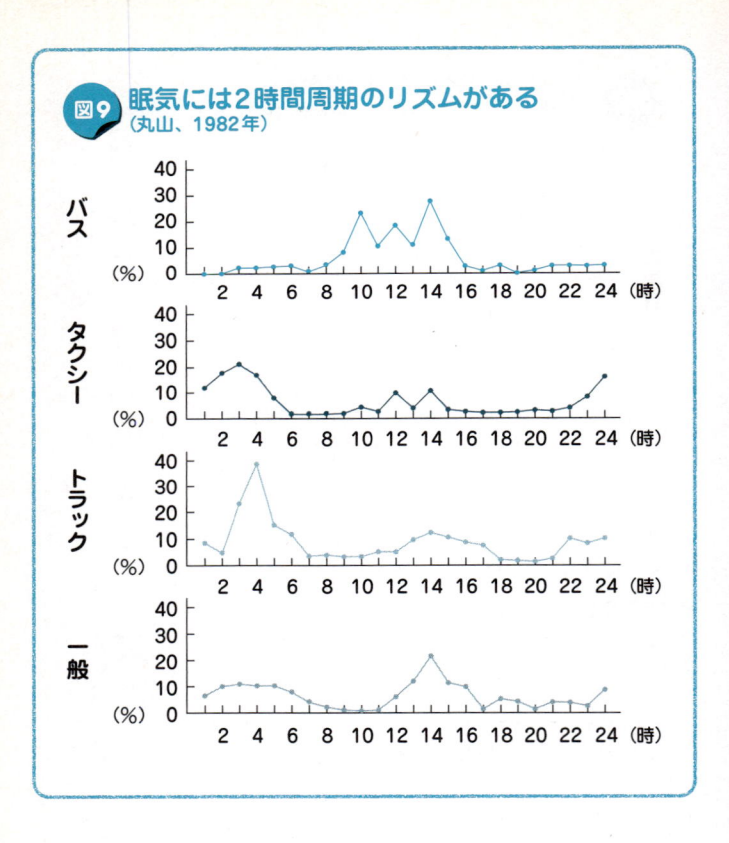

> **図9 眠気には2時間周期のリズムがある**
> （丸山、1982年）
>
> バス／タクシー／トラック／一般 各ドライバーの時間帯別の強い眠気の出現率（%）のグラフ

　事故の心配がないかというと、そうではありません。やはり退屈な環境に置かれると、ドライバーはこの時間帯でも眠気を感じるようです。

　図9は、バス、タクシー、トラック、一般ドライバーを対象に、「強い眠気を感じた時刻」を調査した結果です。バスとタクシーの乗務員には10時、12時、2時の3つの時間帯に眠気のピークが認められます。2時間周期の弱い眠気が関係していることを、うか

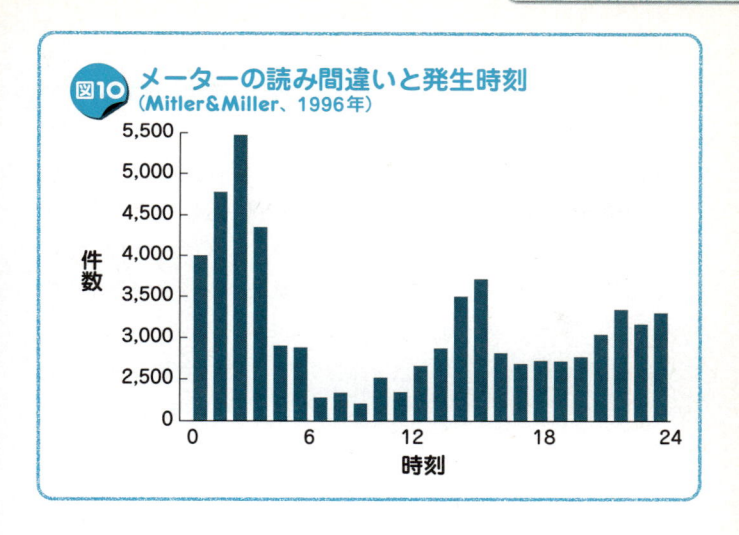

図10 メーターの読み間違いと発生時刻
(Mitler&Miller、1996年)

がわせます。このリズムは、単調で退屈な環境で現れるという特徴をもっています。交通が混雑する朝の8時と夕方6時には、眠気のピークは見られません。

10時から14時は、交通量も乗客も少ない時間帯です。バスの乗務員は決まった経路を運転し、客待ちのタクシー乗務員は運転席で待機中です。このようなことが重なって退屈環境が形成されると、2時間ごとに居眠りの発生する危険性が高くなると考えることができます。

一方、夜中の眠気はトラックのドライバーに明瞭に現れており、午後2時の眠気は一般ドライバーに現れていますが、どちらも2時間周期の眠気はでていません。自分の判断でカーラジオをつけたりすることで、単調な環境に陥らない工夫が可能だからではないかと考えられています。このように考えますと、午前10時に居眠りが発生する可能性はありますから、油断せず十分な注意が必要

です。

　日中の眠気は、静かな中央制御室でも起こります。図10はスウェーデンのガス会社が長期間にわたって蓄積したメーターの読み違い記録を分析し、発生時刻の分布を示したものです。この会社では3交代の24時間体制がとられていて、読み違いの発生時刻も24時間の連続記録が行われていました。エラーは20年間で7万4927件あり1時間刻みでエラーの発生件数を棒グラフでその変化を追うと、深夜1時から4時と午後3時にピークを示しています。これは交通事故とまったく同じ時間パターンで、産業事故も眠気の合成曲線をなぞるように発生していることがわかります。

　ガスメーターの読み間違いや読み落としは、ガス爆発など重大な産業事故を発生させる可能性があります。深夜のエラーは強い眠気が原因であると誰もが納得できます。ところが、午後2時から3時に発生するエラーは、ここに眠気が潜んでいることがわかっていないときには、「気のゆるみ」などと精神主義的な解釈と対応がなされてしまい、科学的な眠気予防策の開発が遅れてしまったことは残念なことです。それでは、居眠り事故は防げるのか、そのことを次にお話しします。

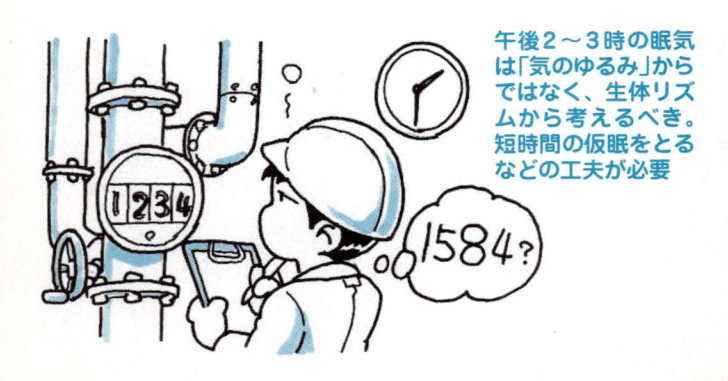

午後2〜3時の眠気は「気のゆるみ」からではなく、生体リズムから考えるべき。短時間の仮眠をとるなどの工夫が必要

居眠り事故の防止策

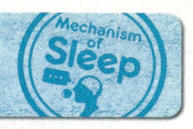

❶午後2時の眠気対策　シエスタという昼寝文化

　眠いときに無理して仕事を続けると、ケガをしたり仕事を間違えたりするので、眠いときには寝てしまおうと考えた人々がいます。彼らはむだな抵抗はせず、昼寝を生活習慣に取り入れ、昼寝文化を作り上げました。ギリシャ、イタリア、スペイン、ポルトガルなどの温暖な気候に恵まれた南欧の人々です。この昼寝はスペイン語で「シエスタ」と呼ばれ、代表的な昼寝習慣の名称となっています。

　午後2時から4時までの間に昼食をとり、1時間程度の長い昼寝をします。国民のほとんどすべての人が、この時間帯は家に帰って寝ますので、街の中は突然ゴーストタウンのようになります。この習慣は南アメリカや東南アジアの国々にも伝えられ、現在もこの習慣は健在です。

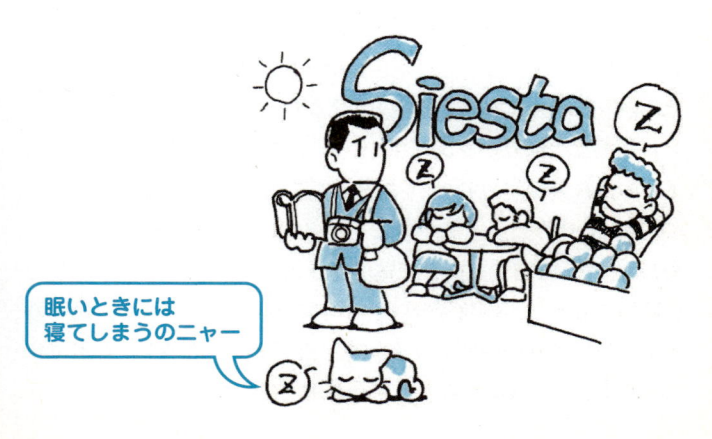

眠いときには寝てしまうのニャー

私はヨーロッパ睡眠学会でスペインのマドリッドに滞在したことがありますが、確かに午後2時になるとどこのお店もレストランもシャッターを下ろして閉めてしまいます。日系のデパートも従業員は現地の人が大半ですから、もちろん閉店状態です。日本語で「シエスタによる閉店で、午後4時から営業を再開します」という札が出ているので、ようやくそれに気がつきました。あたりを見回すと、この時間に町をうろうろしているのは外国人の観光客ばかりで、ショウウィンドーをながめるだけで買い物もできず、不満そうに見えました。

　このシエスタは暑い日中を寝て過ごし、涼しくなってから働こうという、熱射病対策と考えられてきました。しかし、スペインもイタリアも冬はけっこう寒くてオーバーが必要ですが、冬にも引き続きシエスタが守られています。暑いからではなく、もともと季節とは関係なく、この時間は眠くて仕事にならないからなのです。

　突然ですが、スペイン政府は2006年の1月1日から公務員の勤務時間の割り振りを変更し、正午に1時間の昼休みをとることにしましたので、実質的にはシエスタの廃止に踏み切ったと考えてよいと思います。くわしい理由とその成果はまだ発表されていませんが、シエスタ文化圏に与えた影響は大きいと思います。

　具体的な生活スケジュールでシエスタ文化を紹介すると、スペインの公務員は朝の9時から午後2時まで5時間働きます。ここで2時間の昼休みに入ります。人々は自宅にもどって家族と昼食を楽しみ、午後4時少し前まで昼寝をします。目が覚めたら4時までに職場にもどり、3時間勤務して7時に勤務を終了します。民間の企業もほぼ同様の時間割り振りで営業していますので、日本より2時間ほど遅く職場から人々が街に繰りだしてきます。したがっ

て街が活気づくのは夜の8時、9時ということになります。レストランによっては夜の10時ごろに開店するところもあります。当然夜中まで街はにぎわうのですが、昼間に1時間から1時間半くらい寝ていますので、夜は6時間程度の睡眠ですませることができます。合わせれば7時間程度の睡眠をとっており、シエスタの習慣がない国々の平均睡眠時間とほとんど変わりません。夜中まで騒いでいた人々が、朝の6時には起きて仕事を始めていますので、昼寝文化と早起き文化が共存しているのに驚かされます。

ところが、都市化とともに職場と自宅が離れ、交通事情の悪化も手伝って、2時間の昼休みでも午後4時までに職場にもどることができなくなってきたようです。ヨーロッパ諸国と仲よくやっていくためには、午後2時から4時まで寝ているわけにもいかず、ビジネスチャンスを優先して考えれば、ECには共通の通貨と共通の生活スタイルが求められるのかもしれません。公務員はシエスタをやめて起きて働くとして、民間企業の営業時間がどの程度この措置に沿って変更されるのか、世界の注目するところです。

> スペイン政府は2006年1月1日から、公務員の昼休みを正午からの1時間に改正した

> 限定的ながらシエスタの廃止の影響がどれほどか注目されているんだ

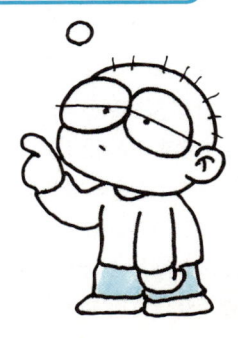

❷ 午後2時の眠気対策　**お茶とおやつ**

　午後の2時から4時の眠気対策として、眠気を抑える技術を洗練して文化にまで高めた人々がいます。日本では「おやつ休憩」がこれにあたります。昔の時刻は、2時間刻みで12支を刻名にあてていました。午後2時は未（ひつじ）の刻で、「八つどき」と呼ばれていました。余分なことですが、未の刻の12時間後の午前2時が「丑（うし）三つどき」で、どちらも数で表現すれば「八つどき」です。午後2時も眠いのですが、午前2時も「草木も眠る丑三つどき」という言葉が残るほど、睡魔に苦しめられる時間帯だったことがわかります。

　この未の刻の八つどきに休憩をとる習慣が広まって、「おやつ」という呼び名がつきました。さらに時代が下り、休憩中に眠気覚ましに飲んだり食べたりした茶菓を「おやつ」と呼ぶようになりました。眠いときには手を休め、30分程度茶飲み話でもして楽しく過ごせば、やがて眠気は消えて元気がよみがえると考えたのでしょう。緑茶のカフェインを目覚ましに使うのは、茶葉の生産と価格を考えると、庶民のおやつに登場するのは江戸もだいぶ末のことと思われます。

　なぜ午後の3時におやつを食べるかというと、眠いからです。小学生以下では午後2時の眠気はそれほど強くありませんから、なんで3時にお菓子が食べられるのか、理解できなかったと思います。中学生や高校生になってひどい眠気を経験すると、おやつの深い意味がわかると思います。こう考えると、昭和40年以降になっておやつの習慣が急速に衰退し、ほとんど消滅してしまったことは残念なことです。私たちの脳は、朝から晩まで16時間も休まず働き続けるようにはできていません。ちょうどその中間点の午

後2時に休憩をはさみこむことで、脳のオーバーヒートを防いでいるのです。

　このようにして生活習慣や社会制度を見直してみると、ヨーロッパから北アメリカに見られる**コーヒーブレイク**は、午後2時から3時の間にとる短い休憩で、おやつとまったく同じ時間帯です。また、紅茶文化のイギリスも、この時間帯に紅茶を飲み、お菓子を食べて休憩します。富裕階層ではミートパイなど豪華な軽食もでます。ただモグモグと食べていてはいけません。お茶の時間にふさわしい肩のこらないスピーチや会話が求められます。

　飲んだコーヒーや紅茶、日本茶（緑茶）に含まれる**カフェインには目を覚ます効果がありますが、その成分が効果を発揮するには飲んでから30分ほどかかります**。そこで、30分間は楽しい話題に花を咲かせ、眠気を抑えなければなりません。眠気は長くてあと2時間で消えます。飲んだカフェインは効き始めてから1、2時間は確実に眠気を抑えてくれますから、もう仕事にもどっても大丈夫です。こうした八つどきの休憩は多くの座談の名人を生みだし、洗練されたおやつ文化を形成してきました。目先の生産効率だけを追うあまり、優雅な習慣が消えていくことは残念なことです。

午後3時の休息は、睡眠科学でも支持される先人の知恵だった

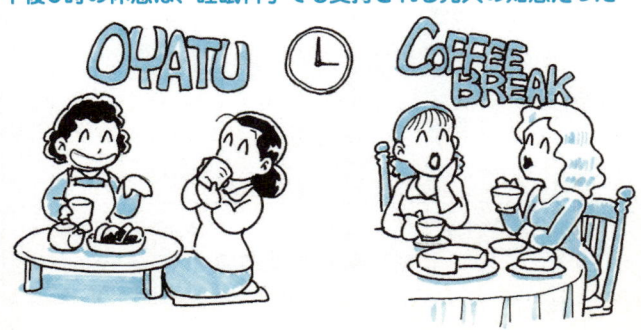

❸ 短時間仮眠の開発

　昼寝をすると夜の睡眠が浅くなったり、なかなか寝つけないなど、大切な夜の睡眠に悪影響がでることは古くからいい伝えられてきました。そこで多くの病院では、昼寝は禁止されています。確かに昼寝をすると夜眠れなくなったり、眠っても浅く、たびたび目が覚めたり、翌朝に眠気や疲れが残ることがあります。このような**悪影響は、昼寝の時間が2時間以上になると確実に現れます**。

　図11は日中に2時間の仮眠をとると、夜の睡眠にどのような影響が現れるかを調べた実験結果です。ここで「仮眠」という言葉がでてきましたので、昼寝との違いを説明しておきます。

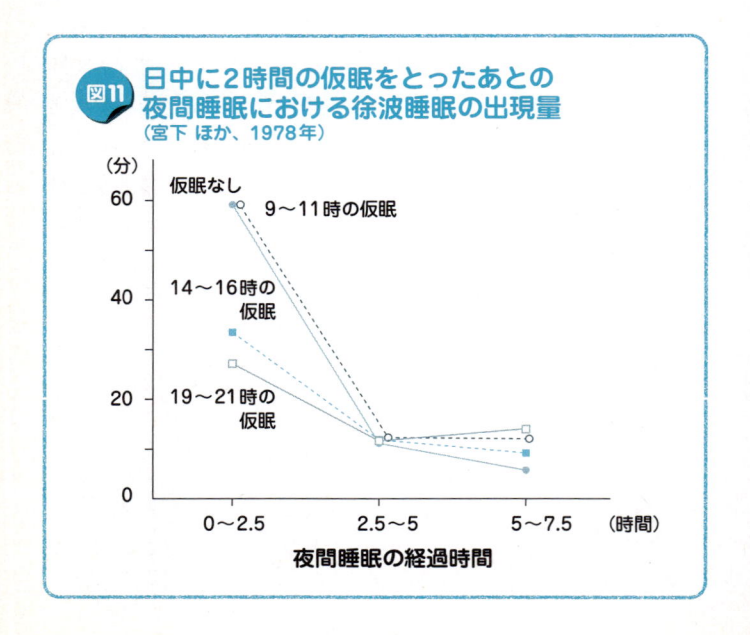

図11　日中に2時間の仮眠をとったあとの夜間睡眠における徐波睡眠の出現量
（宮下 ほか、1978年）

仮眠なし
9～11時の仮眠
14～16時の仮眠
19～21時の仮眠

縦軸：（分）　横軸：夜間睡眠の経過時間（時間）　0～2.5、2.5～5、5～7.5

昼寝は日常語で、昼間にとる短い睡眠のことを指します。仮眠は睡眠科学の用語で、夜の睡眠を「主睡眠」と呼びますが、それの半分以下、8時間睡眠を主睡眠の目安にすると、長さが4時間以下の睡眠を指します。仮眠という言葉は時刻に関係なく使えますので、科学用語として使いやすいのです。

　図11の横軸は睡眠を2時間半ごとに3分割して、その区間に現れた徐波睡眠（睡眠段階3＋4）の出現時間を、分単位で示したものです。色の丸（●）は仮眠なし条件で、いつものように寝たときの夜の睡眠で、3つの区間ごとに徐波睡眠量を示しています。白丸（○）は、午前9時から11時まで2時間の仮眠をとったときの夜の睡眠です。

　結果は、仮眠なしのときとほとんど変わりません。ところが午後2時から4時までに2時間も眠る（■）と、第1区間で徐波睡眠の出現時間が急激に減少しているのがわかります。さらに午後7時から9時まで寝る（□）と、ふだんの半分程度まで徐波睡眠が減少します。2時間以上の仮眠を午後にとると、夜の睡眠に重大な悪影響がおよぶことがわかります。この理由は、**徐波睡眠は深い睡眠を引き起こす睡眠物質が必要なのですが、この睡眠物質の生産にはかなり長い時間が必要で、一度消費してしまうとしばらくの間は徐波睡眠を出現させることができない**からです。

　それでは、長い仮眠にはどのくらい深い睡眠が現れるのでしょうか。図12は、広島大学の林 光緒先生のグループが、6〜32分までの仮眠（大学生を対象とするのべ119回）の記録から、仮眠の長さを6段階に分けて、徐波睡眠の出現する割合を示したものです。横軸が仮眠の長さで、縦軸は徐波睡眠が出現した仮眠の割合を示しています。

　仮眠の長さが15分以上なると、わずかですが徐波睡眠がで始め

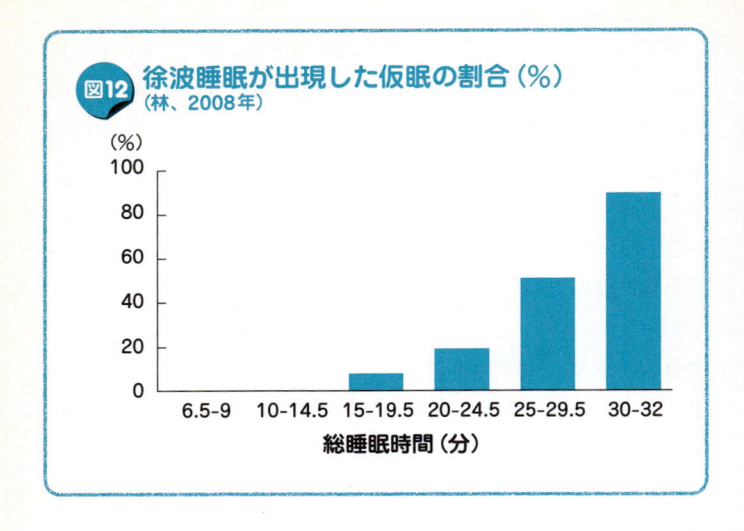

図12 徐波睡眠が出現した仮眠の割合（％）
（林、2008年）

ます。20分未満で8％の仮眠に徐波睡眠が現れます。25分までで19％、30分まで伸ばすと50％の仮眠に徐波睡眠が出現しています。30分から32分では89％に達し、ほとんどの仮眠で徐波睡眠が認められるようになります。

徐波睡眠は、一度出現すると30分から50分くらい持続します。徐波睡眠中は覚醒刺激に対して強い抵抗を示し、なかなか目覚めませんし、目覚めても強い眠気が残り、ふたたび徐波睡眠に引きもどされることもめずらしくありません。ですから、うっかり眠ってしまって30分以上経過すると、高い確率で徐波睡眠が出現します。こうなると、時計の目覚ましでもほとんど目覚めることが困難ですから、長い仮眠に入ってしまうことになります。そこで、**仮眠時間はどんなに長くても30分以下にしないと「眠りすぎ」が起こり、夜の睡眠に悪影響がでます。**

次に大切なことは、目覚めの気分をよい状態にすることです。

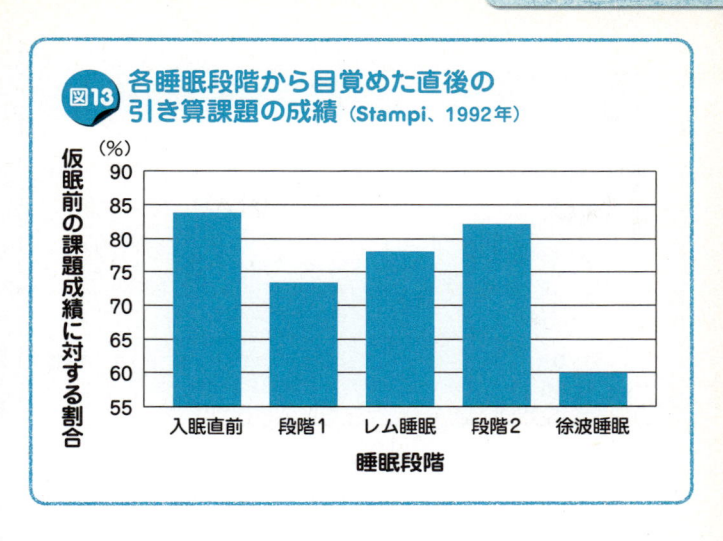

図13 各睡眠段階から目覚めた直後の引き算課題の成績 (Stampi、1992年)

縦軸：仮眠前の課題成績に対する割合（％）
横軸：睡眠段階（入眠直前、段階1、レム睡眠、段階2、徐波睡眠）

目覚めたあとに眠気が残ることを、「**睡眠慣性**」といいます。「慣性」はもともとは物理学の用語ですが、「動きだしたものがなかなか止まらない」性質を、「**眠りだしたらなかなか眠気が止まらない**」という性質にも広げて使うようになり、多少の違和感はあるのですが定着しました。

図13は、さまざまな睡眠段階から覚醒した直後に行った、計算課題の成績を示したものです。入眠直前の覚醒状態ではおよそ84％の正解率ですが、徐波睡眠から目覚めた直後の成績は、60％まで下がっています。そのほかの睡眠段階では70％以上を示し、特に睡眠段階2からの覚醒では80％を超えていて、もっとも高い成績を示しています。

そこで、気持ちよく目覚めるためには、徐波睡眠から目覚めることは絶対に避けたいところです。できるだけ段階2の状態で目覚めると、気分よく仕事にもどることができます。このような条

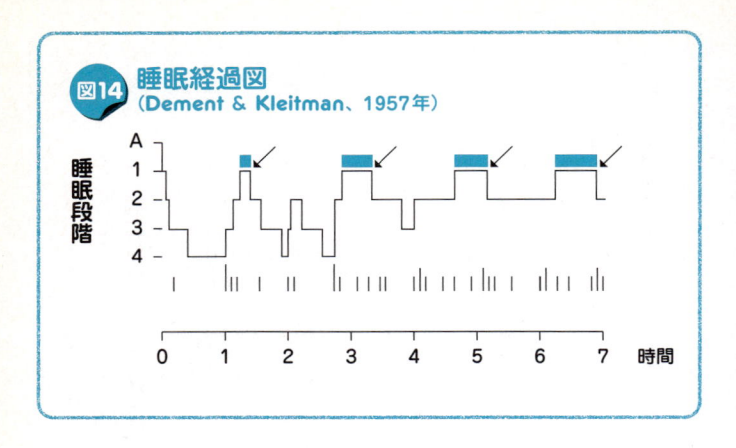

図14 睡眠経過図
（Dement & Kleitman、1957年）

縦軸：睡眠段階（A、1、2、3、4）
横軸：時間（0〜7）

件を満たすためには、睡眠経過図（図14）を思いだしてください。覚醒からノンレム睡眠の段階1に入り、次に段階2、そして徐波睡眠の段階3、4に入っていきます。徐波睡眠の出現するおそれは、図12で確かめると仮眠時間が15分以上のときです。個人差がありますから、眠りが深まるのにやや時間がかかる人なら、20分くらいまで大丈夫でしょう。

眠り始めて20分経過したところで目覚めたときに、眠気が残って頭がボーッとしたら、やはり長すぎたのです。次には15分程度にしてみましょう。**段階2から目覚めると、自分でもびっくりするほどさわやかな気分で目が覚め、「昼寝ってすばらしい」と思わず叫んでみたくなります。**

第1章でみたように、段階3、4は30分くらい続きます。青年期の若い人ならば、50分くらい続きます。そして段階2に移ってからレム睡眠に入ります。これが睡眠の第1周期です。入眠からおよそ80分程度経過したところです。ですから段階2から目覚めるためには、最初の15分から20分の睡眠で切り上げるか、段階3、

4はそのまま通過して、第1周期の終わりごろ、つまり入眠してから80分経過したところで目覚ましをかければ、段階2かレム睡眠から目覚めることになります。これも目覚めのよさを重視すれば、悪くないアイデアです。

しかし、図11をもう一度見てください。長い仮眠は夜の睡眠に悪影響をおよぼします。午前中にとるならば、まだ影響を抑えることはできますが、ふつうの生活をしている人では、朝の9時に仮眠をとる人はめったにいません。ごくふつうの生活をしている人が、午後2時の居眠り事故を防ぐためにとる仮眠ならば、やはり夜間睡眠に影響がでない、15〜20分の短時間仮眠がよいでしょう。

睡眠段階2から目覚めると、
「昼寝ってすばらしい!!」と思いますョ

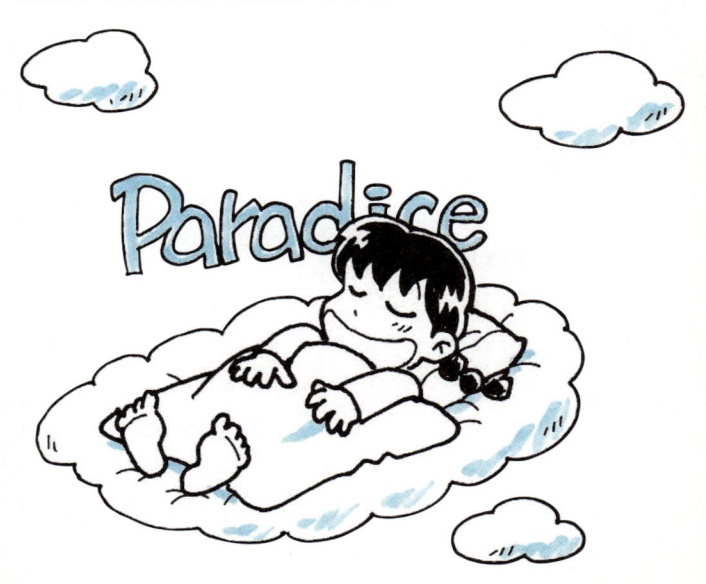

❹ 仮眠のタイミング

さて、20分の仮眠をとった場合、自覚される眠気と認知能力にはどのような変化が起こると思いますか。図15は、強い眠気が始まる午後2時に20分間だけ仮眠して、その後3時間の経過を追って仮眠の効果を確かめています。なぜ午後2時に仮眠をとるのかというと、強い眠気が始まるところで寝れば寝つきもよく、寝てからの経過時間も把握しやすいからです。

図のAは、100点満点で自己評価した眠気を、仮眠開始前の平均をベースラインとして、その相対的な変化で示したものです。休憩条件（○）でも午後3時の眠気を抑えていますが、午後4時以

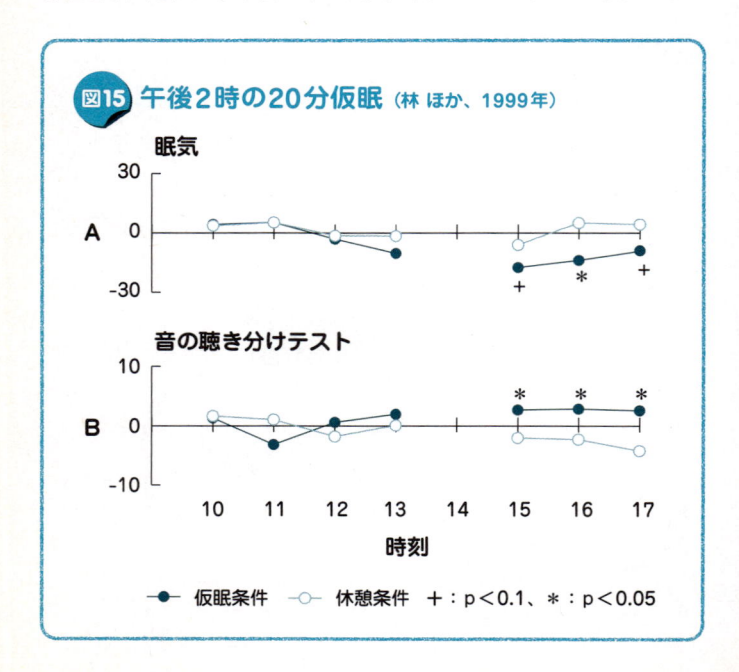

図15 午後2時の20分仮眠 （林 ほか、1999年）

眠気

A

音の聴き分けテスト

B

時刻

●─ 仮眠条件　○─ 休憩条件　＋：$p<0.1$、＊：$p<0.05$

降でもどっています。これに対して仮眠条件（●）では、午後3時から5時まで眠気はしっかりと抑えられています。

図のBは、音の聴き分けテストの成績を示したものです。音の長さの聴き分けテストで、ランダムな順序で提示される短い音（350ミリ秒）と長い音（500ミリ秒）をそれぞれ聴き分けて、ボタンを押して反応します。課題そのものは単純で、誰でもすぐにできますが、頭がぼんやりしているとうっかりミスが起こります。反応速度で成績を示すと、仮眠後の3時間はベースラインよりも速くなっていることがわかります。休憩するだけでは、このような成績の向上は認められません。以上のことから、たった20分間の仮眠ですが、午後2時から4時の眠気を抑え、機敏な判断と行動力を高めることができました。

おやつ文化が衰退して、午後2時に休憩をとる習慣が消えてしまいましたので、眠くても仕事の手を止めることがなくなりました。そのような雰囲気の中では、たった15分の昼寝でも午後2時から3時ごろに実行するには、かなりの勇気が必要です。きちんとした睡眠実態調査をしたわけではないのですが、建築業や建設業に従事している人たちは、現場で昼食をとったあとに昼寝をしているのをよく見かけます。そこで、昼休みに寝てみたらどうだろうかと考えました。その結果、正午にとった仮眠でもかなりの効果があることがわかりました。

図16は、12時に20分の仮眠をとったときの眠気（図のA）と、音の聴き分けテストの成績（図のB）を示したものです。図のBに示した聴き分けテストは、課題が少し難しかったかもしれませんが、休憩効果とそれほど変わらない成績でした。ところが図のAで自覚された眠気の強さを見ますと、昼寝をしたときには午後1時と2時の眠気をしっかりと抑え、その後も5時まで眠気を抑えて

います。これなら授業中にあくびをしたり、会議中に眠そうな顔をしてしかられることは回避できそうです。眠気を抑える効果は確実にでていますので、気分よく仕事を進めることができます。しかし、細心の注意を必要とするような精密な仕事や、重機の運転などの危険度の高い作業では、さらに覚醒効果をアップするための工夫が必要になります。

　短時間の仮眠を仕事の能率アップと考えて、積極的に取り入れる事業所も増えてきました。新しく仮眠室を設けるところもありますが、使っていない応接室や会議室を仮の仮眠所として活用するところが多いようです。ゼネコンと呼ばれる建設会社には、シエスタのある文化圏で大型プロジェクトに参加した人がかなりの

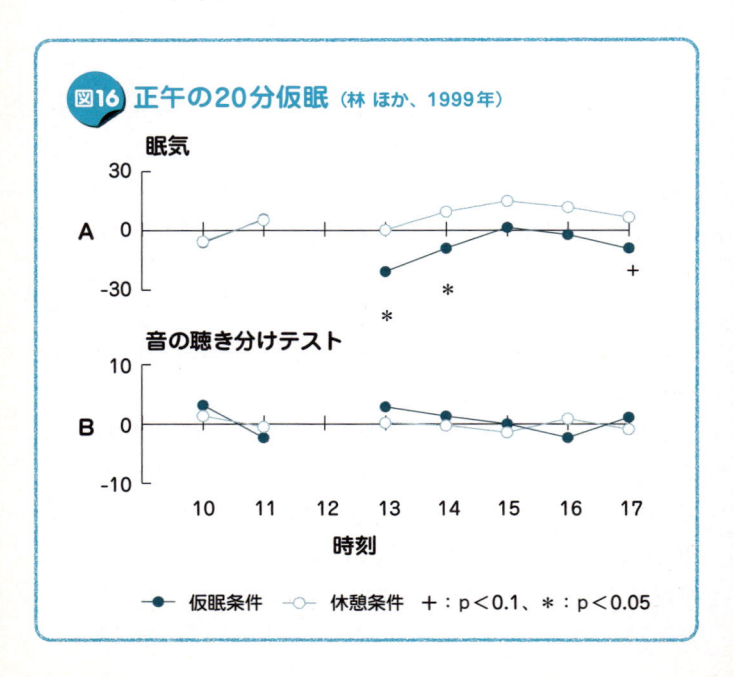

図16 正午の20分仮眠 （林 ほか、1999年）

眠気／**音の聴き分けテスト**

A: 眠気（縦軸 -30〜30）、B: 音の聴き分けテスト（縦軸 -10〜10）、横軸 時刻 10〜17

● 仮眠条件　○ 休憩条件　＋：$p<0.1$、＊：$p<0.05$

人数に上ります。彼らは昼寝をすると頭がすっきりすることをよく知っているので、日本に帰ってきてもこの習慣をなんとか続けたいと考えるようです。そのような要求に応えるのが「短時間仮眠法」でした。シエスタに比べると5分の1の長さですが、企画開発系の頭脳には適度な休息とメリハリをつける効果が報告されています。

高校でも昼休みに「お昼寝タイム」というのを設け、午後の居眠り防止と成績向上を目指して、全校ぐるみで行われているところがあります。福岡県の明善高校では、校内放送の呼びかけでいっせいに昼寝をします。15分経過したところで、「起きましょう」の合図でいっせいに目覚めます。これは久留米大学の内村直尚先生の指導で2005年から始まったそうですが、昼寝をした生徒の60％以上が午後の授業に効果があり、成績も向上したそうです。テレビのニュースでも報じられましたから、イスの背にもたれたり、うつ伏せで寝たり、思い思いの姿勢で15分の仮眠を楽しんでいる様子を見た方もいるかもしれません。将来性のある高校生の眠気を消し去り、成績向上に貢献するのは、まさに「パワーナップ」といえます。

パワーナップという言葉は、1998年にコーネル大学の社会心理学者J・B・マースが、短時間の仮眠をこのように名づけて普及を呼びかけました。さすがは社会心理学者、響きのよい名前を思いつくものだと感心します。これらの実践を見ると、午後2時にこだわらず、お昼休みの空き時間を利用して、15分程度眠ってみようかと思いませんか。それでも、眠気が残ったらどうしようという人のためには、睡眠慣性を吹き飛ばす工夫がありますので、次に紹介しましょう。

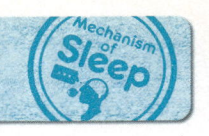

睡眠慣性を抑える工夫

睡眠慣性を抑える方法として、覚醒刺激を使う方法のほかに、習慣づけと自己覚醒法という特殊な覚醒法を使う方法が開発されています。まず覚醒刺激を使う場合から解説し、次に仮眠の習慣づけと自己覚醒法を解説します。

❶ 覚醒刺激の使用

覚醒刺激としては、カフェインなど覚醒作用のある飲み物や食べ物の摂取や、明るい光を浴びる、覚醒作用のある音楽を聴くなどの方法が検討されています。

カフェインをとる

コーヒーや紅茶、緑茶に含まれるカフェインには覚醒作用があり、古くから居眠り防止の目的で愛飲されてきました。ところが、おやつ文化のところで触れましたが、カフェインは服用してもすぐに効果が現れません。飲んでから20〜30分して効いてきます。そのため、覚醒直後に服用して睡眠慣性を抑えようとしても、効いてくるのは30分後です。**睡眠慣性がもっとも強く現れるのは、覚醒直後の30分間ですから、カフェインが効いてきたころにはその必要がない状態にもどっています。**

逆に、覚醒直後30分間では睡眠慣性になんの抑制もかかっていませんから、大変危険な状態だといえます。そこで順序を逆にして、仮眠の前にお茶やコーヒーを飲んでおき、そのあとに20分間の睡眠をとります。仮眠から目覚めると、ちょうどそのときにカ

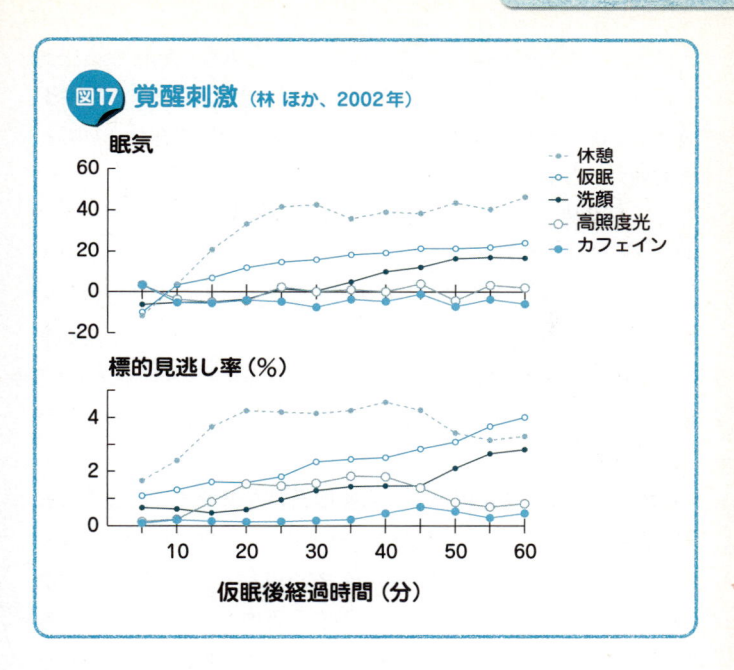

図17 覚醒刺激 （林 ほか、2002年）

眠気

- 休憩
- 仮眠
- 洗顔
- 高照度光
- カフェイン

標的見逃し率（%）

仮眠後経過時間（分）

　フェインが効き始めて、睡眠慣性を抑えてくれます。こうすると、昼寝の居眠り防止効果とカフェインの覚醒効果が相乗して、さわやかな目覚めと午後の仕事や学習の能率向上が実現します。

　図17は睡眠慣性を抑制する目的で、さまざまな方法を検討した結果を示したものです。大きい色の丸（●）を見てください。カフェインが200mg含まれたコーヒーを飲んでから20分間の仮眠をとり、目が覚めたあとに5分間隔で眠気の程度と記憶テストの成績を示したものです。眠気は覚醒後の1時間でもっとも低い水準を維持しています。

　テスト自体は、暗記した単語がディスプレイに現れたら、すぐに反応するというものです。眠くなると押し間違いや見逃しが増

えます。この課題成績も、見逃し率はもっとも低い水準で維持されています。広島大学総合科学研究科の林 光緒先生は、**パワーナップの組み合わせとして、カフェインと仮眠の組み合わせがもっとも強力**としています。

高照度光を浴びる

　日中に2000ルックス以上の高照度光が照射されると、生体リズムには影響はないのですが、覚醒が上がります。そこで、仮眠から目覚めたらすぐに2000ルックスの高照度光を1分間照射すると、仮眠直後の睡眠慣性が抑えられ、気持ちよく仕事にもどることができます。

　図17の大きい白丸（○）が、高照度光の成績です。自覚される眠気は、カフェインとの組み合わせとほとんど変わりませんが、記憶テストの見逃し率（エラー）が、15〜45分の30分間でわずかですが増えています。この誤反応が安全管理のうえで許容できる範囲であるかは、それぞれの現場に要求される基準によって異なりますが、雨や曇りの日でも市販されている小型の照射器で十分対応できるので、実用的です。高照度光は睡眠覚醒リズムに強く関係していますから、夜間や早朝に使用するときには、生体リズムを前進させたり後退させる可能性があるので、注意が必要です。

洗顔をする

　仮眠から目が覚めたら、顔を洗います。睡眠慣性を抑える方法として、眠いときには冷たい風にあたる、あるいは冷たい水で顔を洗うという方法が、一般的によく用いられています。

　図17の小さい色の丸（●）を見てください。上の自覚される眠気の程度が、40分を経過したところで抑えがきかなくなり、仮眠

だけのときとほとんど変わらない水準まで強くなっています。記憶テストの成績も、50分以降でエラーが増加しています。洗顔は即効性が特徴で、自覚的にも眠気が消え、さわやかな覚醒感があります。しかしこの効果は持続性に問題があり、30分もすると効果が消え、急に眠気がもどって仕事にミスが増えますから、注意が必要です。

覚醒を高める音楽の効果

　興奮的な楽曲や好みの楽曲が覚醒水準を上昇させることは、古くから指摘されていますが、仮眠の睡眠慣性を低減させるのにも有効であることがわかってきました。

　図18は、20分間の短時間の仮眠から目が覚めたところで、好きなアップテンポの楽曲（●）を聴いた場合と、アップテンポだが好きではない楽曲（〇）を聴いた場合の眠気と快適性、視覚検出課題の成績を示したものです。眠気と快適性は、100点満点で現在の状態を評価したものです。

　縦軸は仮眠前の水準を0（ベースレベル）として、眠気が強まればプラスの方向に上り、弱まればマイナス方向に下がります。快適性も同様に、ベースラインよりプラス側になるほど快適性が高まったことを示し、マイナス側になるほど快適性が下がったことを示しています。視覚検出課題は、平均10秒間隔でディスプレイに英数字を1つずつ提示します。その中で「A」か「3」が提示されたら、すばやくボタンを押して反応します。

　仮眠から目覚めたらただちにアップテンポの音楽を聴かせると、好き嫌いにかかわらず、どちらの楽曲でも、まったく音楽を聴かない統制条件（△）に比べると、眠気が低減し、睡眠慣性の抑制効果が認められました。

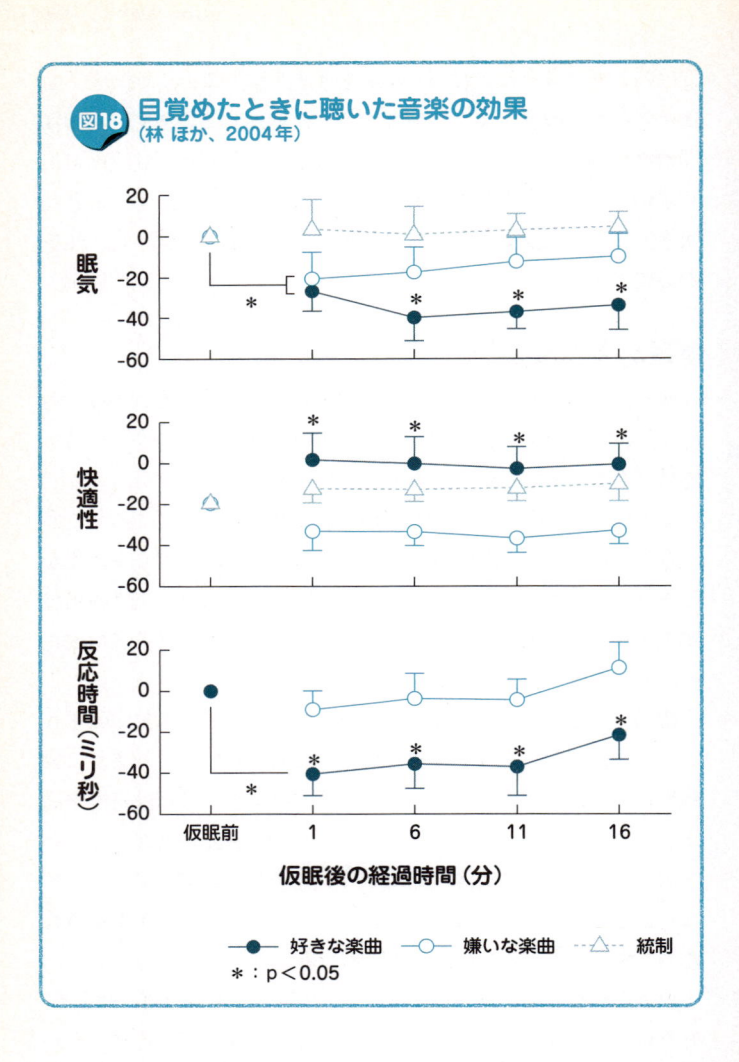

図18 目覚めたときに聴いた音楽の効果
（林 ほか、2004年）

縦軸：眠気／快適性／反応時間（ミリ秒）
横軸：仮眠後の経過時間（分）　仮眠前、1、6、11、16

凡例：●好きな楽曲　○嫌いな楽曲　△統制
＊：$p < 0.05$

さらに、それが好みの楽曲であると、目覚めたあとも眠気に低下が起こっています。快適性は好みの差がはっきりと表れていま

す。好みの楽曲を聴いたときには、初めから快適な気分で過ごしていますが、好みでない楽曲ですと、いくらアップテンポの楽曲でも統制条件よりも快適性が下がってしまいます。

このことは、視覚検出課題の成績にも表れています。反応時間が短いほど、すばやく正確な反応をしていることを示しています。好みの楽曲ですと、仮眠前のベースレベルよりも40ミリ秒も反応時間が短縮しています。好みでない楽曲を聴かされたときには、ベースライン付近を推移し、楽曲の効果は認められませんでした。

運動会などでおなじみの元気がでる音楽も、目覚めの気分の向上、眠気の抑制、作業成績の向上ということを考えると、聴く人の好みによって効果が大きく変わってきます。

心理療法には「音楽療法」という治療法があります。激しい心身のストレスで緊張状態が解けなくなってしまったときに、緊張を解きほぐす手段として、音楽によって気分誘導を行います。このときにもっとも大切なポイントが、好みの音楽かどうかということです。好みの楽曲ですと、リフレッシュ感とリラックス感を引きだすことができます。音楽には不思議な力があります。お気に入りの元気がでる曲をかけて目覚めてみませんか。きっと気分爽快に、午後いちばんの仕事や授業に取り組むことができるでしょう。

繁華街や職場の気分改善（高揚）に、バックグランドミュージック（BGM）として聞こえるか聞こえないか程度のじゃまにならない大きさで、音楽を流す技術があります。耳ざわりな騒音が抑えられ、その場にいる人のイライラがしずまり、環境の快適性を高めます。ここでもどのような音楽を流したらよいか、研究が続けられています。

❷ 仮眠習慣と睡眠慣性の減少

　仮眠の習慣はおよそ3日で形成され、4〜5日で安定期に入ります。仮眠の習慣がない人が急に昼寝をすると、起床時に強い睡眠慣性がでて、不愉快な体験に悩まされることがあります。これにこりずに3日がんばると睡眠慣性は減少して、4日目ではほとんど感じなくなります。

　図19は、仮眠の習慣がまったくない人を対象に、月曜日から金曜日までの連続5日間で昼休みに20分の仮眠をとってもらい、習慣形成と睡眠慣性の関係を調べたものです。上のグラフは、起床直後（13:00）の眠気を100点満点で評価してもらいました。色の丸

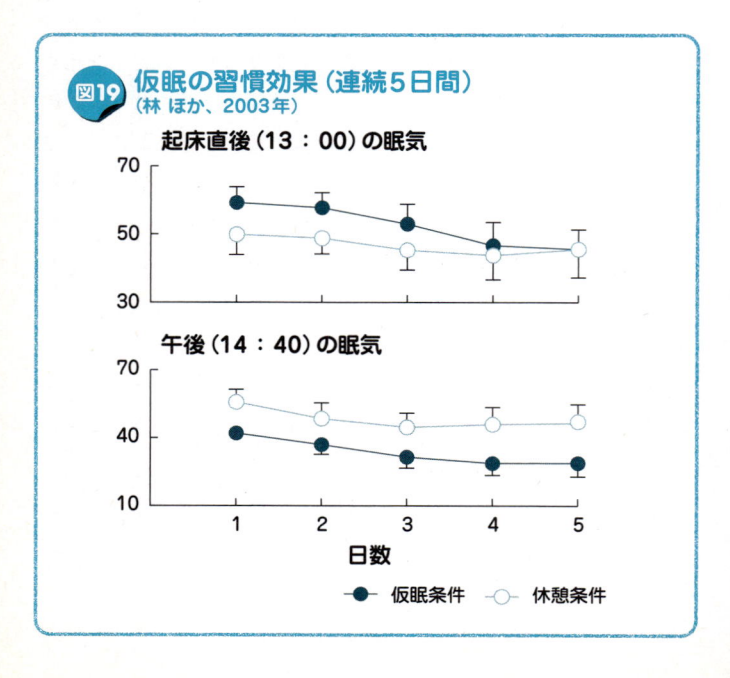

図19 仮眠の習慣効果（連続5日間）
（林 ほか、2003年）

起床直後（13:00）の眠気

午後（14:40）の眠気

日数

● 仮眠条件　　○ 休憩条件

(●) が仮眠条件、白丸 (○) が同じ時間を眠らずに起きて過ごした休憩条件です。

1日目から3日目では、色の丸 (仮眠条件) のほうが白丸 (休憩条件) よりも眠気が強くなっています。仮眠の睡眠慣性が眠気を強めていることがわかります。4日目と5日目では、2条件間にほとんど差がなくなりました。仮眠習慣が形成されると、睡眠慣性は減少することがわかります。仮眠の習慣がない人は、第1日目の睡眠慣性で期待外れな体験に遭遇し、あまりにショックが大きいと挫折してしまうのですが、3日がんばると快適な目覚めの兆候が実感できて、4日目には自信を深めることができます。

睡眠慣性は30分程度で消えます。そこで、起床から十分に間隔を開けて、午後2時40分にもう一度眠気の評価を行い、睡眠慣性が消失したところで仮眠の覚醒向上効果を測ってみます。それが図19の下のグラフです。第1日目から午後2時40分には休憩条件 (○) よりも仮眠条件 (●) のほうが、眠気の程度が低いことがわかります。休憩条件にもゆるい右下がりの勾配が見えますが、仮眠条件のほうが減少が明瞭で、仮眠習慣は直後の睡眠慣性を減少させるだけでなく、午後の眠気を軽減し、生活の質 (QOL) の向上に貢献していることがわかります。

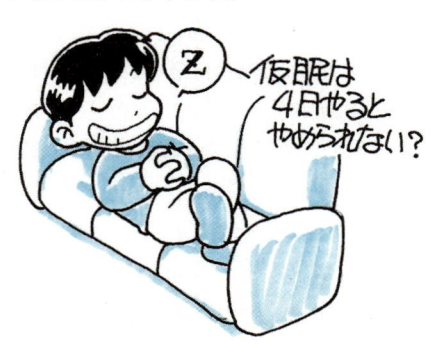

自己覚醒法

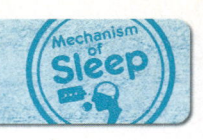

「自己覚醒」という言葉を耳にしたことがある人は、それほど多くないと思います。英語では「self-awakening」ですから、直訳そのままの用語です。眠る前に起きようと決めた時刻や経過時間で、目覚ましを使わずに目覚める方法です。目覚める時刻を特に決めずに眠ったときにも、十分に睡眠時間が得られると、目覚ましなしに目が覚めます。これは「自然覚醒」と呼ばれ、自己覚醒とは別の覚醒に分類されます。自己覚醒はかならず起きる時刻や経過時間を心に決めて眠ったときにかぎられています。

かなり正確に予定時刻や時間で目を覚ますことができます。どうしてそのようなことができるのか、睡眠中に時刻や時間の経過を測る脳内メカニズムはどこにあるのかが注目されていますが、まだ脳内の時計機構(時間感覚、時間知覚、時間判断)の解明にようやくたどり着いた状態です。自己覚醒ができる人は、大学生では10％程度しかいませんが、65歳以上の高齢者では約75％が自己覚醒で毎朝目を覚まし、仮眠でも決めた時間で目覚ましを使わずに目覚めることができています。

図20は、仮眠(15分間)から自己覚醒で目覚めたときと、実験者に起こされた強制覚醒で起きたときの、睡眠慣性の程度を比べたものです。100点満点で、その時点での眠気の程度を5分刻みで評価してもらいました。すると四角(■)の強制覚醒では、覚醒5分後の眠気は仮眠直前と同じ水準から緩やかに減少しています。一方、自己覚醒で目覚めると、眠気(◇)は仮眠前よりもはるかに低い水準から始まり、最初の10分間は眠気が消失し、爽快感がともなっていることが確かめられました。

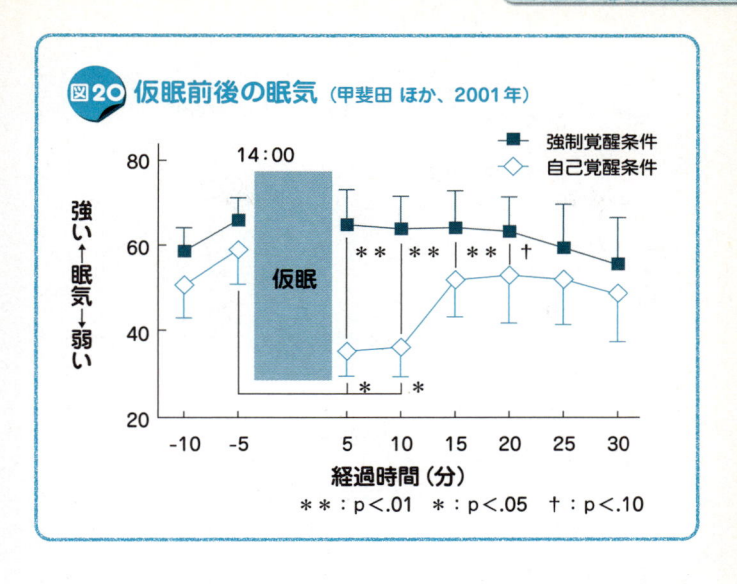

図20 仮眠前後の眠気 (甲斐田 ほか、2001年)

凡例: ■ 強制覚醒条件 / ◇ 自己覚醒条件

縦軸: 強い←眠気→弱い
横軸: 経過時間(分)

14:00 仮眠

** : p<.01 * : p<.05 † : p<.10

　目覚ましで急激な覚醒を強いられると、睡眠から覚醒への移行が円滑に進まず、眠気の残留が引き起こされます。それに対して自己覚醒では、予定時間が近づくと脳内の計時機構が覚醒の準備に入り、十分に起床の態勢が整ったところで目覚めるので、睡眠と覚醒の切り替えに無理がなく、そのため明瞭な眠気の減少と爽快感が生まれるのであろうと考えられています。

　広島大学の甲斐田幸佐ら(当時大学院生)は、そのような起床時刻を予知した準備態勢が実際に起こっているのかを、自律神経系活動を解析して確認することに成功しました。図21は、覚醒直前10分間と直後2分間の心拍数と血圧の変動を、20秒ごとに示したものです。丸が平均値、縦の棒は個人差を示しています。縦軸は仮眠前の安静状態をベースライン(ゼロ・レベル)として、相対的な変化を示しています。自己覚醒条件が白丸(○)、実験者が名前

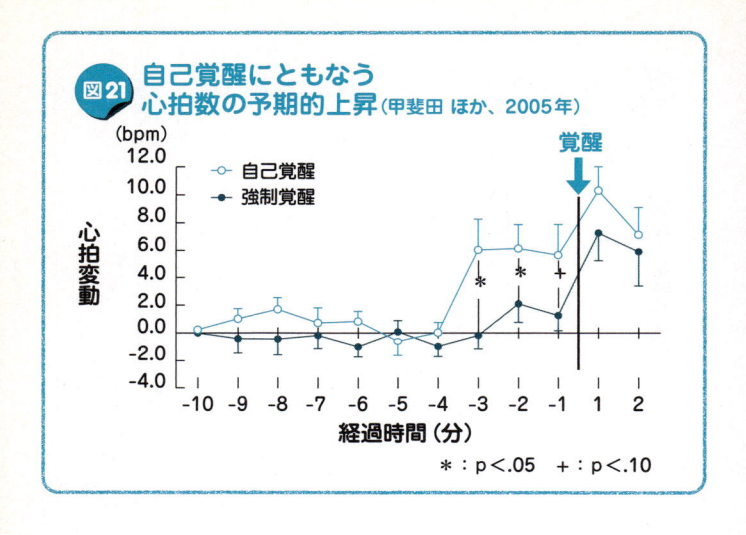

図21 自己覚醒にともなう心拍数の予期的上昇（甲斐田 ほか、2005年）

縦軸：心拍変動 (bpm)、横軸：経過時間（分）
凡例：○ 自己覚醒、● 強制覚醒
$*: p<.05$　$+: p<.10$

を呼びかけて起こす強制覚醒条件が色の丸（●）です。縦の棒線は睡眠ポリグラムで覚醒が確認された時点を示し、これにそろえて仮眠前10分間と仮眠後2分間のデータをまとめたものです。

大学生でまず調べてみました。自己覚醒条件では、覚醒の3分前から心拍数は緩やかに上昇し、目覚めにともなってさらに上昇しています。一方、強制覚醒では声をかけられるまで、ゆっくりとした大きな周期で変動しています。そのため、自己覚醒のときよりも覚醒直後の1分間で大幅な急上昇が必要になりました。同時にとった血圧の記録には、このような変化は見られませんでした。

目覚めのときには、心臓血管系に大きな負担かかります、自己覚醒では、あらかじめ起床時刻が近づくと、心臓血管系に活動亢進が起こり、起床時の急激な変化をやわらげる働きをしているのがわかります。若い人は、心拍数の変化でこの大きな変化を受け

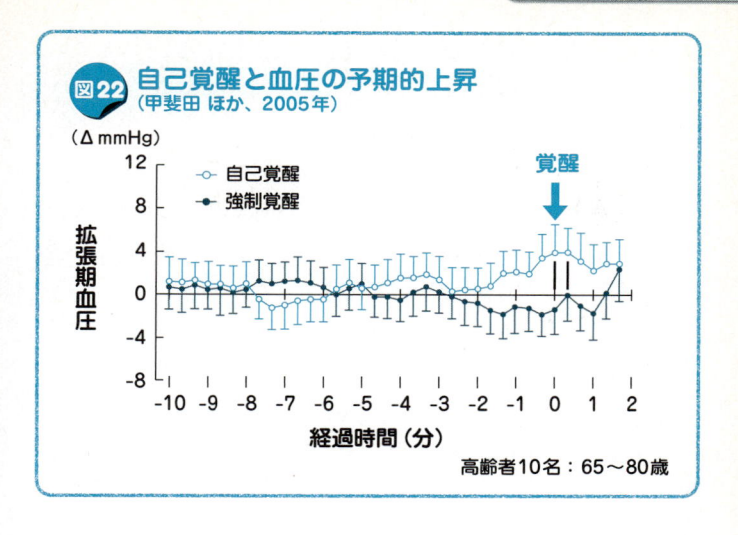

図22 自己覚醒と血圧の予期的上昇
（甲斐田 ほか、2005年）

（ΔmmHg）　拡張期血圧
○ 自己覚醒
● 強制覚醒

経過時間（分）

高齢者10名：65〜80歳

止めているようですが、高齢者で同様のデータ分析を行いますと、高齢者では心拍数はあまり変化せず、血圧にその影響が表れていました。

図22は、高齢者で自己覚醒と呼びかけによる強制覚醒で、目覚めたときにかかる心臓血管系の負担を、反応の大きさから比較したものです。自己覚醒では覚醒の1、2分前から血圧が上がり、目覚めたときにはほとんど血圧に変化は起こっていません。ところが強制覚醒では、初めの1分間はほとんど変化せず、睡眠中の水準を保ったままですが、1分経過すると急に自己覚醒と同じ水準まで上昇します。このことから、自己覚醒は起床時にかかる負担を軽減していることがわかりました。自己覚醒は大きな物音をたてる強制覚醒と違って、あらかじめ覚醒の準備をしてから目覚めるため、目覚めのショックもなく、自律神経系にかかるストレスも軽減しますので、安全で健康な覚醒法といえます。

夜間の眠気と居眠り防止

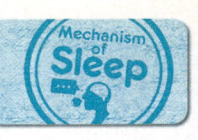

　これまでは、日中の眠気、特に午後2時に発生する居眠り事故の防止を目指した研究が中心でした。夜勤中に起こる激しい眠気と、それが原因となって起こる居眠り事故に対する研究は、残念ながら驚くほど立ち遅れているのです。

　夜勤などでは、本来眠るべき時間帯に起きて、日中と変わらない要求水準を満たさなければなりません。あらかじめ昼間に寝ておいて、その回復力を頼みとして深夜も居眠りをしないようにがんばり抜くというのが現状です。そこで、いっそのこと時差を利用して、インターネットで必要な夜間の情報を昼間の国に送信し、はっきり目覚めたスタッフに処理をまかせてはどうだという企画は、かなりの分野で真剣に取り組まれています。衛星通信の技術が急速に進歩し、通信コストもかなり下がってきたからです。

　たとえば心電図を24時間モニターして、異常があればすぐに所定のセンターや医師に連絡をとるシステムがあります。心電図の異常を検出し、適切な処置をするのは専門のスタッフですが、これを日本とは時差の大きい外国のスタッフに協力してもらうと、現在よりも夜間当直の負担が軽減されると思います。もちろん遠隔操作には限界がありますから、できることとできないことの仕分けが大切ですが、今後の発展が期待できるところです。

　さて、現場での作業が不可欠な場合、居眠り事故の予防にどのような工夫をこらしているか、2つの研究を紹介します。1つは、生体リズムを逆転させて、深夜勤が日勤と同じ状態になるように調整する方法です。もう1つが、夜勤中に仮眠をとるという研究です。

❶生体リズムの操作と夜勤

　ハーバード大学のザイスラーらのグループは、夜間に高照度光を浴びると24時間周期の生体リズムに後退が起こることに着目して、昼夜が逆転するところまでリズムを遅らせてみました。これまでの連続夜勤のモデル研究では、体温リズムの基本的な構造はそのままで、昼夜逆転した夜勤型の生体リズムの形成は不可能と考えられてきました。このことは、図4（165ページ参照）を示して解説しました。その理由として、私たちの生体時計はひまわりの花（成長期）のように絶えず太陽に合わせて動いていますので、自然環境が昼であれば、生体リズムの管理システムは体温を高める方向で制御を進めます。逆に環境が夜であると認識すれば、体温を低下させて省エネに専念します。

　個人が逆転生活をしても、それは生体リズムに歪みを与えることはあっても、基本的にはリズムに影響はありません。ですから、昼夜逆転した夜型人間を一時的にせよつくりだすということは、大変危険のともなった冒険といえます。そのため、これからお話しすることは、決してまねしないでください。

　ザイスラーは、昼型人間を夜型人間に改造するには、脳の生体リズムの制御システムに、実際は昼であっても夜と認識させれば、リズムが逆転するはずだと考えました。時差症状の研究から、ヒトの生体リズムは生まれ育った環境にしっかりと固定（タイムロックといいます）されていますが、よその土地に住めば、そこの自然環境に合わせて個人の生体時計を前進させたり、後退させることができます。そこで完全な逆転は無理としても、現在の夜勤の時間帯に高体温期がくるように、リズムを操作することにしました。

　夜勤明けの午前9時から午後5時までは遮光カーテンを引き、夜

らしく生活をします。太陽の光を浴びる可能性があれば、黒のゴーグルをつけてこれを防ぎました。そして外界が夜になると、人工照明をつけて昼を演出します。7000ルックスから12000ルックスという照度は、薄曇りの戸外にいるのと同じ程度の明るさです。ごくわずかな油断で本物の太陽を見てしまうと、すべてが水の泡となりますから、大変な実験です。

まず午前0時から8時までの8時間について、4日間連続して平

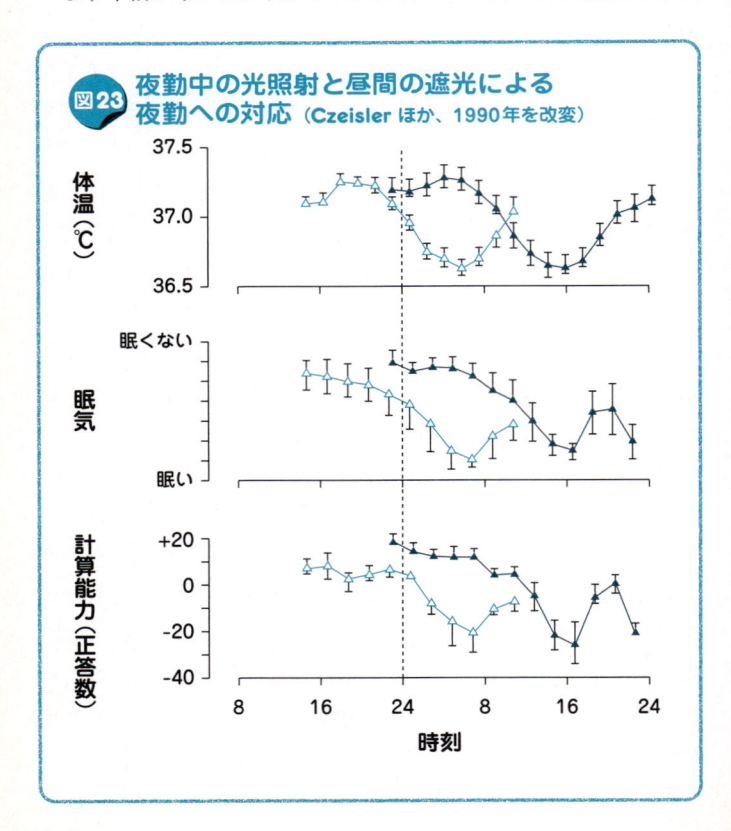

図23 夜勤中の光照射と昼間の遮光による夜勤への対応（Czeislerほか、1990年を改変）

均1万ルックスの高照度光を照射しました。その結果、体温リズムのピークが約9時間の遅れを示しました。

図23は、その結果を示したものです。上の図は体温の変化曲線です。朝7時にあった最低体温期（△）が、9時間遅れて午後4時（▲）に移動しています。夜勤中には高体温期が、夜勤明けの夕方には低体温期がきていますので、夜勤中には眠気に悩まされることもなく、自信をもって仕事ができます。夜勤明けの翌朝は、低体温期へと移行する時間ですから、寝つきもよく、日勤のときと変わらない深く持続性のある睡眠をとることができます。

中段の眠気も、夜勤中にもっとも強く抑えられています。そして、下段の計算課題の成績も、夜勤の時間帯で高い水準を維持しています。実験は成功したといってよいでしょう。

生体リズムの実験研究としては、大変興味深い成果と考えてよいと思います。しかしここまで念入りに、夜型人間に改造する必要はあるのでしょうか。このスケジュールでは、昼間の生活サイクルからは完全に遮断されてしまいますから、一家団らんや町内会の活動にも参加できません。両親の愛情がなによりも大切な幼児期、児童期には、重大な問題が発生すると誰もが考えることでしょう。

海底に数カ月単位ではりついて監視を続ける原子力潜水艦や宇宙ステーションなど、もともと人工環境の中で暮らす人々や、一家団らんや育児に関与していない人々にとっては、重大任務の遂行に最適な状態を準備することは使命の1つかもしれません。しかし、ごく一般の人々は、このような技術があるということを知識としてもっていることはよいことだと思いますが、作用にはかならず副作用がともなっておりますから、無理な冒険はなさらないでください。

❷ 夜勤中に仮眠をとる

フィンランドの産業医学研究所のサリネンのグループは、午後11時から翌朝午前7時までの8時間の模擬夜勤実験で、午後11時、午前2時、午前5時、午前7時の4回に行った単語の正誤判定課題の成績から、夜勤中の仮眠の長さとタイミングを調べています。

仮眠は、前半の条件ではどちらのグループも目覚めが午前2時になるように時間差をつけて、30分または50分の仮眠をとりました。後半で仮眠をとる条件では、目覚めが午前5時になるようにして、30分または50分の仮眠をとりました。

図24は、その結果を示したものです。横軸は夜勤中の時刻を示しています。縦軸は単語判別テストの成績（反応時間）を、ミリ秒単位で示しています。眠気が強いと反応時間は長くなり、覚醒が

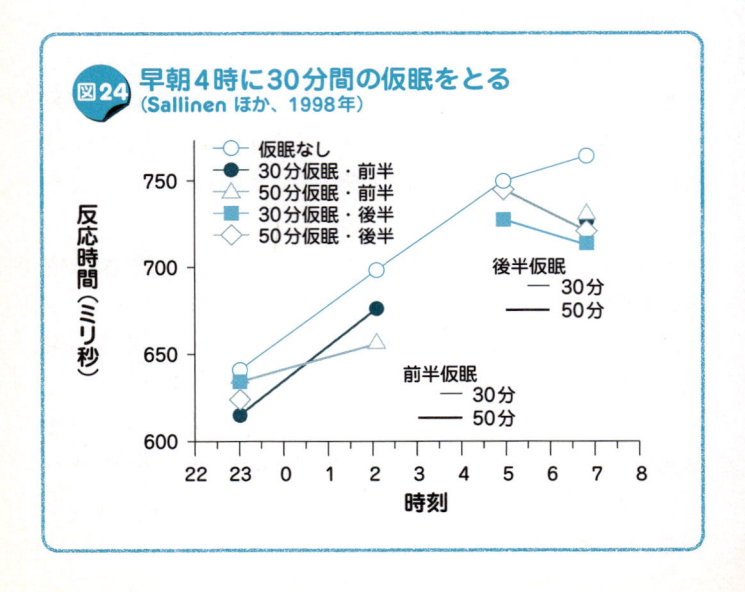

図24 早朝4時に30分間の仮眠をとる
(Sallinen ほか、1998年)

凡例:
- ○ 仮眠なし
- ● 30分仮眠・前半
- △ 50分仮眠・前半
- ■ 30分仮眠・後半
- ◇ 50分仮眠・後半

後半仮眠
— 30分
— 50分

前半仮眠
— 30分
— 50分

縦軸: 反応時間（ミリ秒）
横軸: 時刻

高いと反応時間は短くなります。

　まず、条件間に大きな違いがないことを確かめるために、午後11時に仮眠なし条件（○）と4つの実験条件で、単語判別テストを行っています。ここには差はありませんでした。次に、午前2時に仮眠なしと前半仮眠条件の30分仮眠と50分仮眠の3条件で、テスト成績を比較しました。仮眠なし条件よりも反応時間が短ければ、仮眠の効果があったことになります。前半の仮眠では、50分仮眠（△）がもっともよい成績を示しました。

　次に、後半仮眠から目覚めた午前5時にテストをしています。ここでは50分仮眠（◇）が仮眠なしとまったく変わらない成績を示し、30分仮眠（■）がよりよい成績を示しています。朝方は長い仮眠は効果がないのでしょうか。次の午前7時のいっせいテストでは、前半と後半の仮眠も、また長さが30分と50分にも関係なく、仮眠条件は仮眠をとらない統制条件よりもよい成績を示しています。仮眠の効果はさらに、非常に遅い反応（1.5秒以上：見送り）の割合も、仮眠なしで18％だったのに対し、仮眠をとった場合は8％で2分の1以下でした。以上の結果を見ると、**夜勤中に30分の仮眠をとることで、勤務中に居眠りがでたり、眠気が原因のうっかりミスを防ぐことが可能である**と思われます。

　ところで心配なのは、<u>睡眠慣性</u>です。午後11時の仮眠では、夜勤に備えてとった仮眠で徐波睡眠が出現して、睡眠物質を使ってしまった可能性があります。この影響で、50分の仮眠中に徐波睡眠の出現が抑えられている可能性があるのです。ところが朝5時のテストでは、夜勤前にとった仮眠から少なくとも6時間以上は経過していますから、早朝の50分仮眠には徐波睡眠が出現し、強い睡眠慣性がかかった可能性はかなり濃厚です。そのため50分仮眠は、直後の成績よりも2時間後の午前7時のほうが、よい成績

を示しています。

　同様の傾向を午前5時の30分仮眠にあてはめて見直すと、30分仮眠でも覚醒直後の午前5時よりも断眠時間が長くなっているのに、午前7時の成績のほうが反応時間が短くなり、よい成績を示しています。これは午前5時の30分仮眠にも睡眠慣性が成績を低める作用をしており、その影響が消えた朝7時のほうがよい成績を示したと考えることができます。

　このことから、独立行政法人 労働安全衛生総合研究所の高橋正也主任研究員（2001年）は、**睡眠慣性を考えると夜勤中にとる仮眠も20分仮眠が望ましい**としています。夜勤中にたった20分間の仮眠をとることで、居眠り事故が防げるとしたら、すばらしいことだと思いませんか。夜勤のための短時間仮眠法の開発は、現代社会が解決すべき緊急課題となっています。

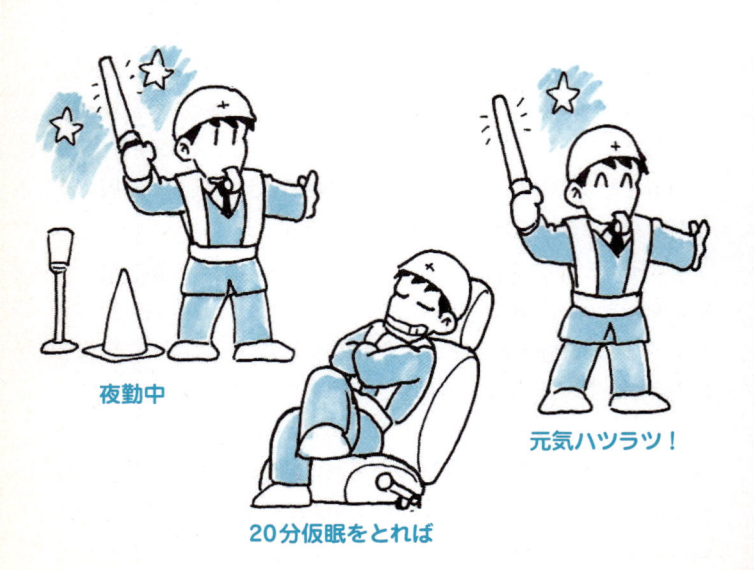

夜勤中

20分仮眠をとれば

元気ハツラツ！

仮眠の功罪 成人病の発病危険率

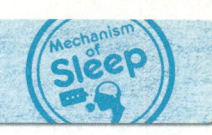

　短時間仮眠の効果は、すでに繰り返しお話ししてきました。**2時間以上の長い仮眠は、正午を過ぎると夜間の睡眠を妨害します。**また第4章でふれたように、**中学生や高校生に見られる夕方5時から7時ごろにとる仮眠は、夜間睡眠に影響をおよぼすだけでなく、日中の気分感情を不安定にし、イライラ感を強めます。**仮眠には長さとタイミングが大切です。

　さて、仮眠の長さと習慣が認知症や生活習慣病の発病に深くかかわっていることが、大規模な調査結果からわかってきました。

　よい仮眠をとると、脳や身体の健康によい効果が現れることを世界に先駆けて発表したのは、国立精神神経センターの浅田 隆主任研究員（現筑波大学）のグループでした。彼らは、アルツハイマー病の患者337人と、健康な家族260人の生活習慣を詳細に調査し、アルツハイマー病にかかる原因と、その発病の危険率を分析しました。

　それによると、昼寝の習慣がない人を1.00として発病危険率を推定した場合、昼寝の時間が30分以下の場合は発病危険率が0.16倍になりました。ふつうの言葉に置き換えれば、昼寝をしない人を1.0（基準）とすると、30分以下の短時間仮眠を習慣的にとっている人は、この病気にかかる危険率が6分の1まで下がるということです。昼寝は認知症の予防に大きく貢献していたのです。

　それでは30～60分ではどうでしょうか。危険率は0.4倍ですので、発病の危険率を3分の1に抑える効果があります。ところが仮眠の時間が60分以上になると、危険率は2.07倍になります。長い昼寝は、脳の老化を増悪させる方向で作用していることになります。

> **図25 シエスタとアルツハイマー病**
> （Asada ほか、2000年）
>
> **昼寝をしない人を1.00としたときの発病危険率**
>
> シエスタの長さ（週平均）
>
> | | |
> |---|---|
> | ＜30分 | 0.16倍（1/6以下） |
> | 30〜60分 | 0.40倍 |
> | ＞60分 | 2.07倍 |
>
> （治療中の患者337人、健常家族260人）

　私たちが開発してきた短時間仮眠は、すでに意欲的で活動的な高齢者によって実践され、アンチ・エージング（老化防止）の効果を実証していたのです。この論文を読んだときに、いくつになっても年長者の経験的な知恵と技術に学ぶことが大切だと、つくづく思いました。睡眠慣性のことだけ考えれば、レム睡眠かその直前の睡眠段階2から目覚めることも、選択肢として考えることができます。つまり80分仮眠です。しかし、60分を超えるとアルツハイマー病にかかる危険率が2倍になると聞けば、気持ちが変わると思います。

　さて、シエスタはおよそ1時間を目安としてとられる日中の仮眠でした。イスラエルにもこの習慣があり、バースティンらはイスラエルの70歳の男女442人を6年間追跡調査して、シエスタが寿命を縮めるということを発表しています（2002年）。

　彼らは、シエスタの習慣がない人を1.00として、シエスタを習慣的にとっている人の死亡危険率を仮眠の長さで分けて検討しています。それを見ると、女性では非常に悲惨な結果がでています。

> ### 図26 シエスタは体に悪い？
> （Bursztyn ほか、2002年）
>
> **シエスタの習慣がない人を1.00とする死亡危険率**
>
> | | シエスタの長さ | |
> |---|---|---|
> | 女性 | ＜1hr | 4.7倍 |
> | | 1−2hr | 5.6倍 |
> | 男性 | ＜1hr | 0.9倍 |
> | | 1−2hr | 2.6倍 |
> | | 2hr＜ | 13.6倍 |
>
> 70歳の男女442人で6年間の死亡率を調査

　女性は1時間未満の仮眠でも、死亡危険率は仮眠習慣がない人の4.7倍になります。さらに1〜2時間のふつうの長さのシエスタで5.6倍に達しています。男性はこれほど極端ではありませんが、1時間以下ですと0.9倍なので、かろうじて仮眠習慣のない人と同等かやや危険率が抑えられています。しかし仮眠時間が1〜2時間になると、2.6倍になります。さらに2時間以上も眠ると、死亡危険率は13.6倍になるというのです。

　このように、長い昼寝は寿命を縮める危険性が高いことが証明されました。長い昼寝は自律神経系の活動を下げ、そのことが深いリラックス効果を生むと考えられていますが、半面、起床時に大幅な活動性亢進がともないます。この自律神経系にかかる負担に注目した研究があります。

　南米コスタリカにも、シエスタの習慣が伝わっています。カンポスとザイレス（2000年）は、心筋梗塞の発作を無事乗り切って、現在治療中の患者505人と健常者522人で、昼寝の長さと発病危険率を調べました。昼寝の時間を4段階に分けたところ、平均19

> **図27 シエスタと心筋梗塞**
> (Campos & Siles、2000年)
>
> **シエスタの長さ（週平均）**
>
> | | |
> |---|---|
> | 19分 | 0.77倍 |
> | 45分 | 1.28倍 |
> | 90分 | 1.66倍 |
> | 132分 | 1.40倍 |
>
> ○シエスタの習慣があり、平均45分以上眠る人は
> 　危険率が28～66％高くなる
> ○シエスタが20分以下のときは危険率が23％抑えられる
>
> （治療中の患者505人、健常者522人）

分のグループでは発病危険率は0.77倍で、昼寝をしない人より危険率は23％低いという結果になりました。平均45分間のグループでは1.28倍になり、平均90分間で1.66倍、平均132分間のグループでは1.4倍でした。90分仮眠に比べて132分仮眠の発病危険率が低くなっていますが、132分という長い仮眠をとる人は、シエスタの国でもそれほど多くはないようで、人数不足による推定誤差が考えられますから、危険率が軽減するとは考えず、90分仮眠と同様に発病リスクはかなり高いと理解するほうがよいと思います。このような危険性がシエスタに潜んでいるとすれば、スペイン政府がシエスタ廃止に乗り出してきたことも一理あるところだと納得できます。

　大規模調査で仮眠の長さと発病率や死亡率を検討してきた研究から、私たちが提案している**20分以下の短時間仮眠は、心筋梗塞の発生やアルツハイマー病の発病を抑える予防効果がある**ことが確かめられました。寿命については、シエスタに注目した研究で

> ### 図28 昼寝の長さと発病危険率
>
> ○ Bursztyn ほか（2002年）
>   1時間以上の昼寝は死亡率が2倍以上になる
> ○ Campos & Siles（2000年）
>   45分以上の昼寝は心筋梗塞になりやすい
> ○ Asada ほか（2000年）
>   1時間以上の昼寝はアルツハイマー病になりやすい

> ### 図29 昼寝は予防因子として働いている
>
> ○ Campos & Siles（2000年）
>   20分以下の昼寝は心筋梗塞の発生を23％抑える
> ○ Asada ほか（2000年）
>   1時間以下の昼寝はアルツハイマー病にかかる危険率を60％抑制する（3分の1以下にする）
>   30分以下の昼寝はアルツハイマー病にかかる危険率を84％抑制する
>   （6分の1以下にする）

は、短時間仮眠はその対象から外されてしまった可能性があります。短くても寿命をおびやかす要因となるのか、それとも寿命を延ばす効果があるのかはまだ明らかになっていません。高齢社会のライフスタイルとして、昼の20分仮眠が寿命にどのような影響をおよぼしているかは、早急に疫学的な結論が出されることが期待されています。

おわりに

　長い間眠らないでいると、心身に不調が現れますから、睡眠が私たちにとって必要不可欠なものであることは、誰もが認めるところです。しかし、眠りは休息の一種で、特になにかを生産するような積極的な働きはないと考えられてきました。

　19世紀末にエジソンが白熱球を発明して、夜を昼に変える技術が瞬く間に広がり、好きなだけ起きていることができるようになりました。実際に日没後も勉強を続けることができるようになりましたし、仕事もずいぶんとはかどりました。就床時刻が遅くなりましたが、朝の目覚めは朝日が主導権をもっていましたから、あまり変化が見られません。そこで寝る時刻が遅くなった分、睡眠時間が短くなりました。現代人の夜型生活と睡眠不足は、すでに130年前に始まっていたのです。

　それにしても日本の夜型生活と睡眠不足は、幼児から高齢者まで国民のほとんどすべてに蔓延（まんえん）しています。睡眠不足では肥満しやすく、高血圧症や糖尿病の発病リスクを高め、とうとうメタボリック症候群は国民病の1つになってしまいました。過激な"睡眠ダイエット"が過食と運動不足を生みだし、これがメタボリック症候群の急増となって現れているのです。

　眠る間も惜しんで勉強机にしがみつく、寝食を忘れて仕事に打ち込む……、小さいころから眠気に耐え、夜遅くまで勉強や仕事に打ち込む人を、私たちは勤勉と賞賛し美徳としました。これほど徹底した睡眠抑圧と覚醒至上主義は、わが国に特有で他に類を

見ません。眠っている間に記憶が向上し、業がさえるという睡眠のすばらしい生産性をむざむざ見過ごし、見当違いな努力を積み重ねてきました。私たちの勤勉と努力はもう一度しっかりと点検し、眠りは単なる休止期ではなく、無意識で自動化された再生産の活動期であるということを、再認識する必要があります。

そのためには正しい睡眠の知識を1人でも多くの方にもっていただきたいと考え、誰にでも読めてわかりやすい本を目指して書いてみました。高等学校で物理や生物を選ばなかった人でも読める内容で、中学校までの知識と技術で読める水準に照準を当ててみました。ところが書き始めてみると、完全に中学校レベルに的をしぼるとかなりの領域のトピックスはあきらめなければならないことがわかりました。そこで、編集部とやり取りしながら何度も書き直しました。しかし、脳の画像解析などはくわしく説明するほど難解なものになってしまいますので、画像データとして示し、要点だけを説明したところもあります。誰にでもわかるように書くということがこれほど大変なことだとは、書き始めて思い知りました。見慣れないしかも読みにくい図がありましたら、どうか先へ読み進んでいただきますようにお願いいたします。

途中で何度か挫折しそうになり、執筆中断の危機がありましたが、編集部の中右文徳さんの励ましと援助でなんとか発刊にこぎつけることができました。このことを記して感謝申し上げます。

堀 忠雄

《 参 考 書 籍 》

子どもの夜更かしと睡眠不足の問題

『眠りで育つ子どもの力』 白川修一郎 著
（東京書籍、2008年）

**『「夜ふかし」の脳科学
子どもの心と体を壊すもの』** 神山 潤 著
（中央公論社、2005年）

現代社会が抱える睡眠問題の所在と対応策の提示

『基礎講座 睡眠改善学』 堀 忠雄、白川修一郎 監修
（ゆまに書房、2008年）

『眠りたいけど眠れない』 堀 忠雄 編
（昭和堂、2001年）

『快適睡眠のすすめ』 堀 忠雄 著
（岩波書店、2000年）

夢の生まれる仕組みについて

『ヒトはなぜ、夢を見るのか』 北浜邦夫 著
（文藝春秋社、2000年）

平易な表現で睡眠科学の基礎を解説

『ヒトはなぜ眠るのか』 井上昌次郎 著
（筑摩書房、1994年）

本書に引用した研究のよりくわしい内容が解説されている専門書
（さらに上級の知識が必要な人へ）

『睡眠心理学』 堀 忠雄 著
（北大路書房、2008年）

索　引

数・英

25時間周期	152
K複合	27
PET	56
REM（レム）	16
SEM（セム）	17

あ

朝寝坊	106、112、114
誤った動作の停止と修正	134
アルツハイマー病	214
アルファ（α）波	14、27
アンチ・エージング（老化防止）	214
意味記憶	137
ヴァーチャル・ナビゲーション・システム	144
エピソード記憶	137
オトガイ筋	19
おやつ	182
音楽の覚醒効果	197
温熱性発汗	32

か

海馬	136、144
海馬傍回	72
顔ニューロン	51
覚醒	11
仮想現実	47
活性化・合成仮説	46
金縛り	79
カニッツアの主観的輪郭線	50
カフェイン	194
仮眠	184、200、210
感覚映像・自由連想仮説	68、73
眼球運動	16、18
眼球運動前陽性電位（PSP）	69
眼電図法	44
間脳	22
記憶による明晰夢誘導法（MILD）	100
危機管理プログラム	94
機能的磁気共鳴画像装置	56
橋	24、46
鏡映文字	134
経頭蓋直流刺激（tDCS）	142
高照度光	196
骨格筋	11、19

さ

再学習	127
シータ（θ）波	14
シエスタ	179、214
視覚野	48
視交叉上核	22、148、151
自己覚醒	77、202
時差症状	153
視床下部	22
自然覚醒	202
情動（回路）	22、40
情動性脱力発作	83
徐波（睡眠）	15、139
心的外傷後ストレス障害（PTSD）	89、100
深夜	110
睡魔	78
睡眠慣性	186、194、200
睡眠禁止帯	29、172
睡眠周期	28
睡眠障害	162
睡眠段階	27

221

索引

睡眠負債	108、112
睡眠不足	106
睡眠物質	185
睡眠発作	83
睡眠ポリグラム	20
睡眠遊行	84、86
精神的発汗	32
生体リズム	22、112、151、170
成長ホルモン	34
青斑核	24
宣言的記憶	137
選択的覚醒	30
前頭眼野	46、64
走査仮説	42、64
早朝睡眠	16

た

第1次視覚野	50
体温	151
大細胞網様核	24
第2次視覚野	50、64
タヌキ寝入り	13
中脳	46
超現実主義	77
陳述的記憶	137
手続きの記憶	137
デルタ(δ)波	15、28
頭頂連合野	51

な

入眠期	14、76
入眠期レム睡眠	79
入眠時心像体験	76
寝息	12
寝言	88
寝だめ	109、114
脳波	13
ノンレム睡眠	10、17

は

場所細胞	144
パターン識別学習	128
発汗	32
パワーナップ	193
半醒半睡状態	14
不規則生活	115
ブルーマンデー(月曜日の憂鬱)	114
ベータ(β)波	14
扁桃体	22、72
紡錘波	14、27
ポップアップ(pop-up)現象	128

ま

マスキング現象	130
夢幻様行動	25
夢中遊行	84
夢魔(ナイトメア)	82
夢遊病	84
明晰夢(研究)	95、98
免疫	35
模擬演習(シミュレーション)	74

や

夜勤	160、210
夢の理論	94
夜更かし	110、122
夜型生活	104、106

ら

ラムダ波	54
ラムダ様波	59
リズムが同調する	158
レム睡眠	10、17、19、81
レム睡眠行動障害	26、91
レム前陰性電位(PRN)	70、72
連合野	48

サイエンス・アイ新書 発刊のことば

science・i

「科学の世紀」の羅針盤

　20世紀に生まれた広域ネットワークとコンピュータサイエンスによって、科学技術は目を見張るほど発展し、高度情報化社会が訪れました。いまや科学は私たちの暮らしに身近なものとなり、それなくしては成り立たないほど強い影響力を持っているといえるでしょう。

　『サイエンス・アイ新書』は、この「科学の世紀」と呼ぶにふさわしい21世紀の羅針盤を目指して創刊しました。情報通信と科学分野における革新的な発明や発見を誰にでも理解できるように、基本の原理や仕組みのところから図解を交えてわかりやすく解説します。科学技術に関心のある高校生や大学生、社会人にとって、サイエンス・アイ新書は科学的な視点で物事をとらえる機会になるだけでなく、論理的な思考法を学ぶ機会にもなることでしょう。もちろん、宇宙の歴史から生物の遺伝子の働きまで、複雑な自然科学の謎も単純な法則で明快に理解できるようになります。

　一般教養を高めることはもちろん、科学の世界へ飛び立つためのガイドとしてサイエンス・アイ新書シリーズを役立てていただければ、それに勝る喜びはありません。21世紀を賢く生きるための科学の力をサイエンス・アイ新書で培っていただけると信じています。

2006年10月

※サイエンス・アイ（Science i）は、21世紀の科学を支える情報（Information）、知識（Intelligence）、革新（Innovation）を表現する「ⅰ」からネーミングされています。

SoftBank Creative

science·i

サイエンス・アイ新書

SIS-089

http://sciencei.sbcr.jp/

眠（ねむ）りと夢（ゆめ）のメカニズム
なぜ夢（ゆめ）を見（み）るのか？ 睡眠中（すいみんちゅう）に脳（のう）が育（そだ）つのか？

2008年11月24日 初版第1刷発行

著　者	堀（ほり） 忠雄（ただお）
発行者	新田光敏
発行所	ソフトバンク クリエイティブ株式会社
	〒107-0052　東京都港区赤坂 4-13-13
	編集：サイエンス・アイ編集部
	03 (5549) 1138
	営業：03 (5549) 1201
装丁・組版	株式会社ビーワークス
印刷・製本	図書印刷株式会社

乱丁・落丁本が万一ございましたら、小社営業部まで着払いにてご送付ください。送料小社負担にてお取り替えいたします。本書の内容の一部あるいは全部を無断で複写（コピー）することは、かたくお断りいたします。

©堀 忠雄　2008　Printed in Japan　ISBN 978-4-7973-4466-0

SoftBank Creative